金寿山 编著

第二辑

现代著名老中医名著重刊丛书

金寿山医论选集

人民卫生出版社

图书在版编目(CIP)数据

金寿山医论选集/金寿山编著．—北京:人民卫生出版社,2006.1

(现代著名老中医名著重刊丛书　第二辑)

ISBN 978-7-117-07198-7

Ⅰ．金…　Ⅱ．金…　Ⅲ．医论-中国-现代
Ⅳ．R2-53

中国版本图书馆 CIP 数据核字(2005)第 128213 号

门户网：www.pmph.com	**出版物查询、网上书店**
卫人网：www.ipmph.com	**护士、医师、药师、中医师、卫生资格考试培训**

现代著名老中医名著重刊丛书

第 二 辑

金寿山医论选集

编　　著：金寿山
出版发行：人民卫生出版社（中继线 010-59780011）
地　　址：北京市朝阳区潘家园南里 19 号
邮　　编：100021
E - mail：pmph @ pmph.com
购书热线：010-59787592　010-59787584　010-65264830
印　　刷：北京虎彩文化传播有限公司
经　　销：新华书店
开　　本：850×1168　1/32　　**印张：**7.75
字　　数：164 千字
版　　次：2006 年 1 月第 1 版　2024 年 4 月第 1 版第 8 次印刷
标准书号：ISBN 978-7-117-07198-7/R·7199
定　　价：15.00 元
打击盗版举报电话：010-59787491　E-mail：WQ @ pmph.com
（凡属印装质量问题请与本社市场营销中心联系退换）

出版说明

自 20 世纪 60 年代开始，我社先后组织出版了一批著名老中医经验整理著作，包括医论医话等。半个世纪过去了，这批著作对我国近代中医学术的发展产生了积极的推动作用，整理出版著名老中医经验的重大意义正在日益彰显，这些著名老中医在我国近代中医发展史上占有重要地位。他们当中的代表如秦伯未、施今墨、蒲辅周等著名医家，既熟通旧学，又勤修新知；既提倡继承传统中医，又不排斥西医诊疗技术的应用，在中医学发展过程中起到了承前启后的作用。这批著作均成于他们的垂暮之年，有的甚至撰写于病榻之前，无论是亲自撰述，还是口传身授，或是其弟子整理，都集中反映了他们毕生所学和临床经验之精华，诸位名老中医不吝秘术、广求传播，所秉承的正是力求为民除瘼的一片赤诚之心。诸位先贤治学严谨，厚积薄发，所述医案，辨证明晰，治必效验，不仅具有很强的临床实用性，其中也不乏具有创造性的建树；医话著作则娓娓道来，深入浅出，是学习中医的难得佳作，为近世不可多得的传世之作。

由于原版书出版的时间已久，已很难见到，部分著作甚至已成为学习中医者的收藏珍品，为促进中医临床和中医学术水平的提高，我社决定将一批名医名著编为

《现代著名老中医名著重刊丛书》分批出版，以飨读者。

第一辑收录13种名著：

《中医临证备要》　　《施今墨临床经验集》
《蒲辅周医案》　　《蒲辅周医疗经验》
《岳美中论医集》　　《岳美中医案集》
《郭士魁临床经验选集——杂病证治》
《钱伯煊妇科医案》　　《朱小南妇科经验选》
《赵心波儿科临床经验选编》《赵锡武医疗经验》
《朱仁康临床经验集——皮肤外科》
《张赞臣临床经验选编》

第二辑收录14种名著：

《中医入门》　　《章太炎医论》
《冉雪峰医案》　　《菊人医话》
《赵炳南临床经验集》　　《刘奉五妇科经验》
《关幼波临床经验选》　　《女科证治》
《从病例谈辨证论治》　　《读古医书随笔》
《金寿山医论选集》　　《刘寿山整骨经验》
《韦文贵眼科临床经验选》
《陆瘦燕针灸论著医案选》

这批名著原于20世纪60年代前后至80年代初在我社出版，自发行以来一直受到读者的广泛欢迎，其中多数品种的发行量都达到了数十万册，在中医界产生了很大的影响，对提高中医临床水平和中医事业的发展起到了极大的推动作用。

为使读者能够原汁原味地阅读名老中医原著，我们在重刊时采取尽可能保持原书原貌的原则，主要修改了原著中疏漏的少量印制错误，规范了文字用法和体例层次，在版式上则按照现在读者的阅读习惯予以编排。此外，为不影响原书内容的准确性，避免因换算造成的人为错误，部分旧制的药名、病名、医学术语、计量单位、现已淘汰的检测项目与方法等均未改动，保留了原貌。对于犀角、虎骨等现已禁止使用的药品，本次重刊也未予改动，希冀读者在临证时使用相应的代用品。

人民卫生出版社

2005年10月

前　言

是集，选自余历年已发表及未发表的医学论著，凡三十四篇。其中，有提出对中医学的学习和继承总的看法，有谈《伤寒论》，有谈《金匮要略》，有对温病学说和某些各家学说的探讨和辑佚，等等。还收集了近年用吴越人笔名发表的“续医学广笔记”若干篇，则更是随笔所至，无所不谈。涉及的范围，从理论到临床，是颇为广泛的。但是芜杂得很，与其说是论著，毋宁说是杂谈，而且又都是老生常谈，但自信还不是空谈和繁琐之谈。一得之处，对于初学者来说，或许有些裨益。所以，虽然明知是集将见讥于方家，还是略加修饰把它出版了。

周冠群、吴杰、徐建国、张晔、金达洋等同志，帮助我编次整理是集，在此谨致谢意。

金寿山

1981年12月

目　　录

医学论著

关于继承祖国医学经验的一些看法

当前，在三支力量发展中，作为中医一支力量，一定要做好把祖国医学宝贵的经验传给下一代的工作，这是不言而喻的。但是，在中医队伍中，对继承祖国医学方面，还存在一些不正确的想法，有的老中医怕谈自己读书心得和治病经验，以为这算不了什么，甚至担心被人说成自我标榜。在青年中医中，有人认为中医难学，望难生畏；也有认为中医很简单易学，往往浅尝辄止，以为尽在其中；还有以为老中医没有两套本领，只会辨证，不会辨病，没有什么好学等等。这些思想障碍，都是不利于继承发扬祖国医学的。为此，我想从老中医的角度，谈谈继承祖国医学的一些看法。

1. 既要传给直接经验，又要传给间接经验　我们传授祖国医学宝贵经验时，只要实事求是而不是夸夸其谈，只要批判地总结而不是照抄照搬，那就谈不上什么自我标榜或者保守复古。须知今日之中医，非昔日之中医；今日之中医学，也非昔日之中医学，都在实践中不断发展提高。我们要比古人高明，这一点决不能妄自菲薄。举例来说，中医学院教材中，如《中医学基础》这本书，尽管还有不少缺点，但它从《内经》到目前的中医学概念，作了比较系统的论述和阐明；又如天津南开医院编写的一本《中西医结合治疗急腹症手册》，其中对于大承气汤的用法，某些地方也较张仲景有所发展。可见“学如积薪，后来居上。”每一个老中医都有一技之长，对于辨证、处方、用药，都有独特的经验，这是书本上所学不到的。保守这些经验，固然不对；小看这些经验，以为这算不了什么，也不对。“集涓滴之细流，可以汇成江河”，我们应该把自己的直接经验，毫无保留地传给下一代。

科学总是在继承前人的基础上发展起来的。古人的直接经验，为我们之间接经验。我们老中医也得传授间接经验。古人的书要读，但是不能死读。清代儒医陈修园死读《伤寒论》，不从临床实际出发，如把《伤寒论》的三百九十七法硬性分为三百九十七节，难怪章太炎痛斥为“以实效之书（指《伤寒论》）变为空谈”。清代还有一个医家俞根初结合自己的经验来读《伤寒论》，提出“凡病之属阳明、少阳、厥阴而宜凉泻清滋者，十有七八；如太阳、太阴、少阴之宜温散温补者，十仅三四；表里双解、三焦并治、温凉合用、通补兼施者最居多数”，这就把《伤寒论》读活了。只有把间接经验和直接经验结合起来，对于古人的经验，取其精华，弃其糟粕，才有真正的心得体会。今天重要的，是要引导学生懂得把书本知识到实践中去检验，看看是否真有道理，以真正做到“古为今用”。清代医家俞东扶说：读书与治病，时合时离；古法与今方，有因有革。善读书斯善治病，非读死书之谓也；用古法须用今方，非执扳方之谓也。专读仲景书，不读后贤书，比之井田封建，周礼周官，不可以治汉唐之天下也。此段话可为我们读古人书的借鉴。

2. 既要教会辨证，又要教会辨病　有人认为中医只会辨证，不会辨病，实在是一种误解。因为中医是讲辨病的，而且是会辨病的。有许多疾病，中医和西医的认识基本一致，病名也相同。例如感冒、中暑、痢疾、疟疾……；有的虽然中西医病名不同，而内容是一致的，例如西医所称的某些神经官能症，中医称为“百合病”、“脏躁”。西医的眼、口、生殖器综合征（白塞氏综合征），张仲景早已称之谓“狐惑病”。我看，与其称它是“白塞氏综合征”，不如称它是“张仲景氏综合征”。显而易见，中医既有这些病名，乃为辨病的证据。值得提出的，有些病名，为中医所特有。例如中医所讲的“痰饮”是一个病，不是一个症。凡肺有停痰，膈有留饮，肠胃有积水而表现寒象者，称为痰饮。辨明这个“痰饮病”，首先必须辨明体内有无停痰、留饮和积水存在；必须认识它的原因是由于津液运行失常；进一步必须辨明津液之所以运行失常，是由于肺失通调，或脾失运化，还是由于肾失温蒸，还要认识肺、脾、肾三者之间的相互联系。从肺与脾的关系来说，脾是根本的，称为“肺为贮痰之器，脾为生痰之源”；从脾肾的关系来说，肾又是根本的，因为肾阳为诸阳之本，又主水液。故外饮（病由外来，暂时性）当治脾，内饮（病从内生，陈久性）当治肾。而治疗痰饮的用药原则，则当以温药和之。从中医论述痰饮病的内容看，理法方药是一气贯通的，这就构成了中医对“病”的概念。可以认为，中医的辨证，首先要辨病，每一个病有一定的发展过程，有一定规律性。必须认识它的发展过程，掌握它的规律性，辨证才有原则性，才能辨证施治。例如“治痰饮者，当以温药和之”，是原则性；“外饮治脾，内饮治肾”，也是原则性。因为阳衰寒盛，是痰饮病的特性，所以当用温药和之；由脾及肾，又是痰饮病发展的规律，先则治脾，继则治肾。痰饮如此，其它可以类推。至于痰饮而见热象（热饮），是要具备一定条件的，或因寒郁化热，或因新感外邪，这就需要作具体分析，用药也有所不同，这就是灵活性。叶天士曾说：疾病有见证，有变证，有转证，必灼见其初终转变，胸有成竹，而后施之以方。这就是说要掌握疾病的规律性，分清先后层次进行治疗。中医辨证中所谓寒证、热证、虚证、实证、阴证、阳证，这是指辨证的普遍性而言，普遍性是寓于特殊性之中的。没有特殊性，也就没有普遍性。如果不问疾病的前因后果，见到阳虚就温阳，见到阴虚就滋阴，这是被动应付。这种做法，与对症发药没有什么两样，是不足取的。在中医理论上，如说“炉烟虽熄，灰中有火”，这是温热病的特征；“湿热一去，阳亦衰微”，这是湿温病的特性，都是规律性的东西。有些人说“中医辨证，太灵活，不容易掌握”，这是对中医学的误解。

总之，辨证，首先要辨病，这样“施治”才有原则性；在辨病的基础上，注意到同一疾病在不同的个体、不同的时节、不同的环境、不同的阶段以及不同的治疗经过会有变化，治疗须区别对待，这就是张仲景所说的“随证治之”。只有这样，辨证才既有原则性，也有灵活性。这些理论是祖国医学宝贵经验的总结，必须传给下一代，这是历史赋予我们的任务。

3．既要当先生，又要当学生 “青取之于蓝，而胜于蓝”，一代胜过一代，这是事物发展的必然规律。我们做老师的应该善于向青年人学习，既当先生，又要当学生。历史上的医学家，学生比老师高明的很多，如扁鹊胜过长桑君，淳于意胜过公乘阳庆，张仲景胜过张伯祖，李东垣胜过张洁古，张景岳胜过金梦石。现代也应当是如此。一般来说，学生比老师高明，不但学成之后，就是在学习的时候，学生也不一定比老师差。凡带过学生的老师，都有这个体会的。在教学过程中，我们当然要对学生在政治上、业务上严格要求，但这不等于不要向青年人学习。史书上记载：刘河间患了病，青年医生张洁古去看望他，河间态度傲慢，瞧不起这个青年人。张洁古当即分析病情，指出刘河间用药的错误，河间不得不心服口服。可见看不起青年人是错误的。中医学派不同，各有特长，这是好事。但是，如果“各承家技，终始顺旧”，就会走向反面，阻碍学术的发展。公乘阳庆对他的学生淳于意说：“尽去尔方书，非是也。”我看这是门户之见，应该坚决反对。学生对老师提出不同意见，应该抱欢迎的态度。如元代医家王海藏对其师张洁古，就敢于提出不同意见。洁古说：白术生津，又说非白术不能去湿；海藏就说：除湿利水道，如何是益津液？洁古说：沙参可以代人参，取其味甘可也。海藏就说：人参补五脏之阳，沙参苦微寒，补五脏之阴，安得不异？学生有这种坚持真理的精神，是值得大大提倡的。学生能够创新立异，更是好事，不能认为“非吾徒也”。当然，青年人应该学习老师的长处。叶天士从师十七人，尽得其传，是可为青年人跟老中医学习作借鉴的。做老师的应该既要当先生，又要当学生，互相学习，取长补短。总之，我们不是旧式的师徒关系，而是为了一个共同的目标战斗在一起的新型的师徒关系。希望青年人努力承担起继承发扬祖国医学的重任；而我们老年人，应该做一辈子的“孺子牛”，毫无保留地传授祖国医学经验，对中医事业做出应有的贡献。

谈谈辨中医的病

要谈中医的辨病问题，得先从目前常常讲到的“辨病与辨证相结合”的提法谈起。

目前常说的“辨病与辨证相结合”的所谓辨病，实际上是指辨西医的病，辨证是辨中医的“证”。中西医互相结合，有利于认识疾病的本质，有利于提高诊断和治疗质量，是很对的。但也有一些人误解为中医只讲辨证，不讲辨病，甚至只能辨证，不能辨病，那就不对了。

中医是讲辨病的，所谓“伤寒”、“温病”，都是病名；《金匮要略》，是一本论述杂病的古书，其中，有中风、疟疾、血痹、虚劳、肺痿、肺痈、胸痹、寒疝、积聚、痰饮、消渴、水气、肠痈、蛔虫病等名称，也都是病名，它以“××病脉证并治”名篇，就是说明要在识病的基础上来辨证论治。可见自古以来，中医是讲辨病的。

有人以为，中医讲“辨证论治”，那么，只要能够辨别气虚、血虚、阴虚、阳虚、气滞、血瘀、肝失疏泄、脾失健运、肺失肃降等证，就可以“异病同治”，还要辨什么病（中医的病）？这把中医看得太简单了。诚然，上面这些证是要辨别的，但仅仅辨这些是不够的，它只能解释疾病过程中出现某些证候的病理，而不能认识到某一个病的全部病理。全部病理不明，立法就没有原则性，今天看到阳虚用温阳药，明天看到阴虚用养阴药，无异被动应付。“有是证用是药”这句话，是指在见证确切的情况下，应该放胆使用而说的，包括用大寒药、大热药、大攻药、大补药、剧毒药。并不是说治病可以毫无原则地“随证变法”。岳美中老中医有一治慢性肾炎病例，始终用防己黄芪汤近二百剂，就因为岳老有真知灼见，识其病属“水气”，温运脾阳是一大法；性质属于脏病，不能急于求成，必须假以时日，故能有方有守、终于治愈。

尽管中医所定的“病”，与西医所定的“病”理论上的立足点有所不同（但也有相同的），但既然确定是一个病，就绝不是一个孤立的证候，也不是所谓证候群，而是有原因，有发病机理，有发展过程，有规律可循，有预后可测，它的治法也有一定的原则，若干方是其专方，若干药是其专用药或优选药，但又不等于一个病只有一方或一药。以痰饮病为例，凡肺有停痰、膈有留饮、肠胃有积水而表现寒象者，中医称为痰饮。辨明这个“痰饮病”，首先必须辨明体内有无停痰、留饮或积水存在；必须认识它的原因是由于津液运行失常，津化为饮；进一步辨明津液之所以运行失常，是由于肺失通调，或脾失运化，还是由于肾失温煦；还要认识肺、脾、肾三者之间的相互关系，从肺与脾的关系来说，脾是根本的，因为脾是生痰之源；从脾与肾的关系来说，肾又是根本的，因为肾阳为诸阳之本，又主水液。肾阳不足，气化功能减退，阳衰寒盛，是痰饮病的特性，所以治疗痰饮的用药原则，当以温药和之。它的发展规律一般是由肺及脾，由脾及肾，所以先则治肺，继则治脾，终则治肾。理、法、方、药，就是这样一气贯通的（以上对于痰饮病的概括只是我个人的见解，不是众所公认的定论。但那是另一个问题）。

再如六经辨证、卫气营血和三焦辨证，首先就是用于辨伤寒还是温病。伤寒伤于寒邪，是其特性，故发表不远热，不避麻桂之辛温；“伤寒之邪，留恋在表，然后化热入里”又是一个特性，因为寒邪可以化热入里，但有一个过程，所以“外证未解，不可下也，下之为逆”，寒邪容易伤人之阳，故《伤寒论》论述少阴病特为详细，脉沉便当急温，才不至于危症叠出，这更与伤寒病的特性有关。至于温病，则原为热邪，既有表证，只有用辛凉解表，而且化热最速，可及时应用苦寒直折，温邪容易伤人之阴，最怕伤津液。故叶天士说：“或其人肾水素亏，病虽未及下焦，每多先事徬徨，此必验之于舌，如甘寒之中加入咸寒，务在先安未受邪之地，恐其陷入耳”。注意“务在先安未受邪之地”一语，就不是见到阴伤液涸的地步而后用养阴药，而是认识到温病有伤阴的特性，必须事先虑及，照顾津液。谈到这里，必须进一步指出，治疗温病须及时照顾津液，这是指一般温病，如风温、暑温而言，至于湿温病，就又有特殊性，有时还要促使它化燥。清代《张聿青医案》“湿温”门对此阐述较详，兹不赘述。

伤寒、温病须着重辨病，慢性病也是一样，如“虚劳”一病，仅据《金匮要略》所描述的见症，就有渴、亡血、失精、不育、半产、干血、腰痛、腹痛、下利清谷、喘、悸、盗汗、失眠……。已经很繁多，后世认识发展，见症还不止于此，但尽管繁多，可以概括为几个特点：①慢性；②进行性；③消耗性。它的证候突出表现就是“虚”。根据这些特点，故认为是由于五脏气血亏损所导致，所谓“久虚不复谓之损，损极不复谓之劳”，虚、损、劳三者相继而成，它与一般所称气虚、血虚、阴虚、阳虚既有联系又有区别，有联系的是虚劳病的见症，总不出气虚、血虚、阴虚、阳虚范围；区别的是气虚、血虚、阴虚、阳虚的证候，在多种疾病或在多种疾病的某一阶段，或在疾病的恢复期中都可出现，并不就是虚劳病。虚劳是中医所称的“病”，气虚、血虚、阴虚、阳虚是中医所称的“证”，就是区别之点。

虚劳既是一个病，那么，它就有原因，有发病机理，有发展规律，有治疗原则，必须对它有一个全面的认识。下面比较具体地来谈一谈：

虚劳一病，应该根据《难经》分为上损、中损、下损。所谓上损，包括心肺之损，是“一损损于皮毛，皮聚（皱缩）而毛落”，亦即损于肺；“二损损于血脉，血脉虚少，不能荣于五脏六腑”，亦即损其心。所谓中损，是“三损损于肌肉，肌肉消瘦，饮食不为肌肤”，亦即损其脾。所谓下损，包括肝肾之损，是“四损损于筋，筋缓不能自收持”，亦即损其肝；“五损损于骨，骨痿不能起于床”，亦即损其肾。再要根据《金匮要略》分为“脉大为劳，极虚亦为劳”两大类。脉大、脉极虚表面是讲脉，实际是讲病机，所谓“脉大之劳是烦劳伤气，脉极虚之劳是精血内夺。”《难经》与《金匮要略》所论述，其实互有联系，前者是经，后者是纬。总的来说，就是五脏气血亏损。它的发展过程，据叶天士经验总结，上损可以及下，下损可以及上，过中就为难治（临床所见确属如此）。总的治疗原则是：“虚者补之”，“损者益之”，“劳者温之”（温是温养之义，不是指尽量用温热药）。进一步则分五脏论治，所谓“损其肺者益其气；损其心者调其营卫；损其脾者调其饮食，适其寒温；损其肝者缓其中；损其肾者益其精”。至于处方用药，脉大之劳，上中之损，用药首推黄芪建中。这是因为，“损其肺者益其气”，而甘温之药能够益气，叶天士就曾这样运用的。

反之，有阴虚内热现象者，就不可用黄芪建中汤，只可用炙甘草汤。如《临证指南医案》虚劳门医案，曾用复脉汤（即炙甘草汤）。

损其脾者，当调其饮食，适其寒温。处方用建中汤更属理所当然，补脾之方，还有归脾汤，补中益气汤亦属常用之方。此两方的区别应用，王旭高认为思虑伤脾之营，劳碌伤脾之气。归脾汤，补脾之营也；补中益气汤，补脾之气也。可谓要言不烦。

损其肺者益其气，损其心者调其营卫，损其脾者调其饮食，适其寒温，这是辨证施治；理阳气当推建中，顾阴液宜投复脉，补脾之营用归脾汤，补脾之气用补中益气汤，这就是在辨病的基础上辨证施治。

脉极虚之劳，多由精血内夺，证属肝肾下损。《金匮要略》虚劳篇，治肝方虽有酸枣仁汤，治肾方虽有肾气丸，然前者只是治其肝者中的一个证候（虚烦不得眠），后者只能温壮肾阳而不能填充肾精。《金匮要略》对论述肝肾下损之方，显属未备，后世在补肝肾方面都大有发展。约言之，补肝之法：一曰养肝，肝藏血，补血即所以养肝，当归、枸杞子、首乌是常用药，一贯煎是一个代表方剂；二曰敛肝，肝以酸敛为补，萸肉、白芍、木瓜、乌梅都有敛肝作用；三曰缓肝，“肝苦急，急食甘以缓之”，甘麦大枣汤三味皆属甘药，正合“损其肝者缓其中”之义，药虽平淡，再加白芍、萸肉，以治肝失柔和，用之每多卓效。叶天士所谓

"辛以理用，酸以治体，甘以缓急"，后二者即属补肝之法。损其肾者，《难经》已经明确指出，须益其精，故叶天士每用滋填之法，以复脉汤为主，再加河车、龟鹿二仙胶、猪羊脊髓等血肉之品栽培精血；佐以温柔，如苁蓉、枸杞子、菟丝子、潼蒺藜、巴戟天等药。但是，用这些药，有一点必须注意，就是病人必须胃口好。

由此可见，治虚劳的大法，既要分阴伤、阳伤，又要看上、中、下见证。阳伤者以黄芪建中汤为主方，阴伤者以复脉汤为主方。证属下损而胃纳佳者可用填阴之药，若已经"食减、便溏、欲呕、腹痛，二气交伤，然后天为急"（叶天士语），又要用建中汤了。

谈虚劳已谈的较多，目的是说明辨病的重要性。像虚劳这样范围广泛、见症繁多的疾病，仍然有它共有的特性，有它的发展规律，因而对它的治疗，仍有一定的原则性。我以为，中医本身也要辨病与辨证相结合，辨病而施治，是认识和解决每一疾病的基本矛盾；辨证而施治，是认识和解决疾病过程中的主要矛盾。只有在辨病的基础上辨证论治，才有全局观点。诚如叶天士所说:"盖病有见证，有变证，有转证，必灼见其初终转变，胸有成竹，而后施之以方。"只有辨病，才能掌握疾病发展的规律性。肝病传脾是一个规律，所以"见肝之病，知肝传脾，当先实脾"。只有辨病，才能体现出中医治病有整体观点。我们常说中医有一套完整的理论体系，这个体系正是通过联系辨病的实际来体现的（例如辨明痰饮病，必须运用有关津液生成、输布和排泄的理论）。可以认为，同一疾病（中医的病），在其不同阶段，或在特殊情况下，当然应该"异治"，但在多数情况下，就大法而言，不是“异治”而是“同治”。“同治”是常法，“异治”只是变法；不同疾病，原则上是“异治”的，即使性质相类似的疾病（如痰饮与水气），在某一阶段的处方用药基本相同，但从全部过程来看，还是“异治”的。至于某些方药可以广泛应用于多种疾病，这在西药也有这种情况，如某一抗菌素可治不同系统的感染，不能因此就无条件地认为异病可以同治。还有在临床上，根据四诊所得的材料，暂时还不能判明属于何病，只能辨证施治，这是特殊情况，不能认为“异病同治”，更不能因此就认为可以不要辨病。

如果不通过辨证，辨病是无从入手的。强调辨病，并不是说不要辨证，而是说明辨证更要深化，在辨证的时候，要有全局观点，不能仅着眼于当前的见症，而是要进一步分析为什么会出现这个证，预测其可能发生的变化及其后果，即所谓通常达变。前面所谈到的虚劳病，就说明是从辨证入手，认识它是虚劳病，又在辨病的基础上进一步辨证，分别施治。不能认为辨病既确，治法就可千篇一律。见到黄疸一病（中医称它是病），就只知道是清湿热，或者只知道辨别阳黄、阴黄、湿热、寒湿，而不知道黄疸一病，不但可用下法、清法、温法，还可用补法及其它治法。《金匮要略》黄疸病篇有“男子黄，小便自利，当与虚劳小建中汤”一条，就用补法，小建中汤加上“虚劳”两字，已点出证属虚黄，而其病还是属于黄疸，尤在泾、王旭高认识到这一点，都有虚黄案例，近人也有用黄芪建中汤治疗虚劳的报道（见《中医杂志》一九五八年第七期）。但也有人认为该条所论述，不是黄疸，而是萎黄病，就是所见不广，认为黄疸只可用汗、下、清、温等法而不能用补法。萎黄病当然可用小建中汤，但萎黄病面黄而目不黄，黄疸病则面目身体悉黄，尽管出现虚证，还是属于黄疸。尤案、王案用建中法都有面目身体悉黄见症，足证确属黄疸。尤在泾于《金匮要略心典·黄疸病脉证并治》中指出:“夫黄疸之病，湿热所郁也；故在表者汗而发之，在里者攻而去之，此大法也；乃也有不湿而燥者，则变清利为润导，如猪膏发煎之治也；不热而寒、不实而虚者，则变攻为补，变寒为温，如小建中汤之法也；其有兼症错出者，则先治兼症而后治本证，如小半夏及小柴胡之治也。”就是对同一疾病的同治与异治关系的阐述。可见辨病也好，辨证也好，必须理论通，思路广，方法多，既要掌握原则性，又要有一定的灵活性。其次，强调中医的病，并不是说不要辨西医的病，因为中医所称的病，来自经验的总结，并在理论上有它的立足点，但毕竟是古代所定，受着历史条件的限制，一般来说，不及现代医学所定病名之准确（中医所称的某些病，实际上还是一个症），这是毋庸讳言的。就以虚劳一病为例，因五脏本身气血亏损而成者，固属有之；但更多的是因他病而导致五脏气血亏损，即所谓“因病致虚”。治其原发之病，才是治本之计，不去其病，虚亦终不能复。古人也看到这一点，所以有用大黄䗪虫丸除干血以治虚劳之法；但又不完全认识清楚，把活血化瘀的大黄䗪虫丸直接认为“缓中补虚”之方（尽管方中有补养之药，但全方绝不是补方），这就是时代的局限性。我们要辨中医的“病”，这在中医理论范围来说，是对疾病的认识深化了一步，对诊断和治疗质量也一定会有所提高，但我们又绝不能以辨中医的“病”为满足，而必须与辨西医的“病”结合起来，不断总结经验，才能使中西医学真正从理论上做到融会贯通而有所创新。

学习《伤寒论》、温病学说的意义及方法

（一）学习《伤寒论》和温病学说，其重要性

1. 《伤寒论》首先是一本方书，桂枝汤为众方之祖，人所共知。实践是检验真理的唯一标准，临床实践证明《伤寒论》方和温病方都是行之有效的。《伤寒论》现存112方，我不是经方派医生，麻黄汤、大青龙汤、大陷胸等方，我是很少应用的，但尽管如此，我常用的还有90个方子，大都用之有效。温病方号称时方，时方者，现时通用之方也。其为常用而有效，可不言而喻。即以银翘散、三仁汤两方而论，不失为常见热病初起最常用、最有效、最稳妥万全的方子。现在有一种论调，说《伤寒论》和温病学说都是讲热病的书，现在中医看不到热病，所以学习《伤寒论》和温病学说，理论脱离实际，学了也无用。此言也，似是而非。现在中医究竟看不看得到热病，暂且不谈。即便看不到热病，这些方子还是可以广泛应用于杂病。这我已在“《伤寒论》方在杂病中的应用”一文谈过，兹不具论。如果伤寒方和温病方只用于热病，那么，《中医学基础》中讲到六经辨证，卫气营血和三焦辨证，已足够了，大可不必开《伤寒论》和温病学两门课。所以要开者，因为这两门课（还有《金匮要略》）对一切病的辨证论治大有帮助，单学习中医内科学，想学好中医内科是远远不够的。

2. 学习《伤寒论》和温病学说是学习具体化的辨证论治，举几个例子：

“伤寒一日，太阳受之，脉若静者为不传；颇欲吐，若躁烦，脉数急者，为传也。”（第4条）

这条说明热的退不退，不能单凭体温计，当凭之于脉，脉不静者，热度虽退还要上来，完全合于临床实际。其次，脉的不静，也不一定是“传”，所以又补充一句，颇欲吐（邪传少阳），若躁烦（邪传阳明）方才是“传”，故于次条又反复申明之：

“伤寒二三日，阳明少阳证不见者，为不传也。”

《伤寒论》30条说：

“问曰：证象阳旦，按法治之而增剧，厥逆，咽中干，两胫拘急而谵语。师曰：言夜半手足当温，两脚当伸，后如师言。何以知此？答曰：寸口脉浮而大，浮为风，大为虚。风则生微热，虚则两胫挛。病形象桂枝，固加附子参其间，增桂令汗出，附子温经，亡阳故也。厥逆、咽中干、烦躁、阳明内结、谵语，烦乱，更饮甘草干姜汤。夜半阳气还，两足当热，胫尚微拘急，重与芍药甘草汤，尔乃胫伸，以承气汤微溏，则止其谵语，故知病可愈。”

此条为上条（29条）之补充，文字上可能有些讹夺，但大意固可解，它说明明明是阳旦汤（桂枝汤）证，为什么治之而增剧？其见症：①桂枝证仍在：②手足厥逆，咽中干，两胫拘急；③大便干结，谵语，这些证候有两个复杂情况：阴阳俱虚是一个复杂情况；虚实互见又是另一个复杂情况。条文中加以分析：①首先为什么桂枝汤证用桂枝汤治之而增剧？是辨证不细。桂枝汤脉浮缓，今其脉浮大，浮为风，太阳病之常脉，大则为虚矣。当前的治法：首先，桂枝证仍在，还当解肌，还当用桂枝汤，而且桂枝要重用，所谓“增桂令汗出”。为什么要重用？无粮之师，利于速战，与301条“少阴病，始得之，反发热，脉沉者”，用麻黄细辛附子汤之义相同。汗出会不会引起阳更虚？不妨，只要在桂枝汤中加上附子就行，故云“附子温经，亡阳（阳虚）故也。”②表解后先回其阳，故先用甘草干姜汤（不要小看甘草干姜汤，甘草是治四肢厥逆之必用药），后用芍药甘草汤；③阴阳回复后再治其实，用承气汤。这一条条文，把《伤寒论》先表后里；先回阳，后复阴；先治其虚，后除其实的精神具体化了。《伤寒论》说:“知犯何逆，随证治之”，所谓“逆”，也不一定是误治，而是逆变的意思。“随证治之”才是辨证论治的精髓，像《中医学基础》、《中医内科学》讲的辨证论治，就讲得比较呆板了。

再举温病学说例：叶天士的《温热论》，全篇贯串着辨证论治的精神，其例不胜枚举，只好不举。举陈平伯《外感温热篇》例：

“风温证，身灼热，口大渴，咳嗽，烦闷，谵语如梦语，脉弦数，干呕者，此热灼肺胃，风火内旋，当用羚羊角、川贝、连翘、麦冬、石斛、青蒿、知母、花粉之属，以泄热和阴。

雄按：嗽且闷，麦冬未可即授，嫌其滋也；以为大渴耶，已有知母、花粉足胜其任矣；木火上冲而干呕，则青蒿虽清少阳，而嫌乎升矣，宜去此二味，加以栀子、竹茹、枇杷叶则妙矣。”

这里重要的是王士雄的按语，把他自己的经验融会进去，对条文加以分析。对辨证选药大有帮助。现在中医讲课，可以效法这一点。

3.《伤寒论》和温病学说原著是目前中医教材最好的形式。中医理论是朴素的，唯其朴素，综合性很强，所以不能用一、二、三、四形式讲得一清二楚，论与方也不能截然分开，更难以用表格来说明。目前中医书上某些表格（不是一切表格），在我看来，有“临表涕泣，不知所云”之感。中医理论只能用夹叙夹议，有论有方的形式来表达。而《伤寒论》和温病学说原著，正是具有这种形式，举一个例子：

“伤寒五六日，呕而发热者，柴胡汤证具，而以他药下之，柴胡证仍在者，复与柴胡汤。此虽已下之，不为逆，必蒸蒸而振，却发热汗出而解。若心下满，而硬痛者，此为结胸也，大陷胸汤主之；但满而不痛者，此为痞，柴胡不中与之，宜半夏泻心汤。”（149 条）

这就是夹叙夹议，有论有方，把柴胡证、大陷胸证、半夏泻心证鉴别清楚了。

目前有一种论调，说为什么中医还要以一本书作为一门课程来开，《金匮要略》可与中医内科学合并，伤寒与温病也可以合并，一定要改一改。外行人这样讲，内行人也有这样讲的。据我看，《内经》还可以不用原文来作教材，但深入研究中医理论者，又不可不谈《内经》原文。中医内科学也不能代替《金匮要略》，伤寒、温病也不能合并，要用作教材，而且是目前较好的中医教材形式。要不用作教材，除非到了中医现代化的时候。即使在那个时候，这些书仍不失为中医重要文献，仍旧是好书，值得一读，不过不用作教材而已。

(二) 再讲讲学习方法，主要讲《伤寒论》

1. 光学习《伤寒论》原文（白文），不看什么注解。《伤寒论》原文的排列就有意义，以太阳上篇为例，共有30条：第1条，人所共知是太阳病的提纲，把一切热病初起的证候，极其概括地叙明，揭出其共性，不多一字，也不可再少一字。2、3两条是热病中常见的中风、伤寒两种类型紧连在一起，正说明有多见与少见的关系。第7条："病有发热恶寒者，发于阳也；无热恶寒者，发于阴也……"。有谓这是分辨阴阳，是《伤寒论》的大纲，应列于首条。此可谓只知其一，不知其二。伤寒固当分辨阴阳，但毕竟发于阳者是其常，发于阴者是其变。故不能列在首条，而应列于论述常证之后，再提醒读者，还有发于阴的变证。8、9、10这三条主要说明太阳病的愈期。11条辨寒热真假，这是变中之变，在太阳病辨证时须加注意。以上等于是太阳病的概念。12条起至28条止，讲中风证之治法，出桂枝汤及其加减法。其中12条是论述适应桂枝汤的全面见症，13条是论述适应桂枝汤的重要见证，这个重复是有意义的。29、30两条是在复杂见证中如何辨证施治的示范，等于现在中医讲义在篇后放几个病例分析的意思。

所以我主张初步学习《伤寒论》，要学习白文，而且不要颠倒次序，才能领会《伤寒论》讲辨证论治的真正精神。学习温病学说也要以学习《温热经纬》、《温病条辨》原著为主。

2. 学习《伤寒论》，要从有字处着眼。读书，当然要从有字处着眼，这是句废话。为什么要说这句废话？因为有不少人说读《伤寒论》要从无字处着眼，我也颇赞同过，现在以为有片面性。读《伤寒论》（也包括其他医书）。应当从有字处着眼与从无字处着眼结合起来。但是，先要从有字处着眼。

所谓从有字处着眼，是说读《伤寒论》要读得精，读得细，一句、一字不能放过。要研究一个其所以然。以《伤寒论》所用方药例，《伤寒论》112 方用甘草者凡 70 方，这么多的常用，则知甘草不是一味闲药，不是一味可用可不用之药。炙甘草汤，毫无疑问以甘草为主药；若少气者加甘草，《伤寒论》有明文；《伤寒论》中凡以“四逆”名方者，没有一张方子不用甘草，由此可以得出一个结论：甘草一药，属扶正之要药，回阳救逆之要药。《伤寒论》方用白头翁者仅一方，可知白头翁为治热痢下重之专药。白虎汤以石膏为主药还是以知母为主药，历来有争论，但多数意见是以石膏为主药，究竟如何？也可于从有字处着眼得之：《伤寒论》方用知母者仅三方，即白虎汤、白虎加人参汤、麻黄升麻汤。麻黄升麻汤是否为仲景方，疑点很多，尚待研究，则实际用知母者只有一方（白虎汤）。而用石膏者有七方，且从太阳病到差后都用，由此可以得出结论，石膏是一般解热之药，知母则是清阳明大热之药。白虎汤中应以知母为主药。我院最近药物实验也得到证明，知母所含成分，确有良好的退热作用。表不解者不可用白虎汤，忌的是知母而不是石膏。

从无字处着眼，说明读书要善于举一反三，原属无可厚非。把它无限地扩大，随心所欲来作解释，这就近于谬误。历来注释《伤寒论》者，有的往往不根据原文而大肆发挥，如喻嘉言就是一个代表。这些发挥，不能说它没有价值，但这是喻嘉言的《伤寒论》，而不是张仲景的《伤寒论》。所以学习研究《伤寒论》，先要从原文入手，从有字处着眼，切莫轻信注家。

3．学习《伤寒论》要懂得古代医书对某些字眼的特殊用法。例如："若"字应作"或"字解，已为人所共知；《伤寒论》中的"反"字，有时并没有"反"的意义，只能作"又"字解；《伤寒论》中的"必"字，只能作"会"字解，所谓"必"者，其实"不必"也。至于文字训诂之学，应该懂一些，但应服从于医理，不能完全跟着训诂之学跑。

4．学习《伤寒论》到一定程度，则可由约到博，看历代各家注解，较好的注本较差的注本都看。好的注本，可以从中得到启发，进一步理解《伤寒论》。但智者千虑，必有一失，仍然要批判地继承。较差的注本当然不能盲从。但愚者千虑，必有一得。一得之处，就要吸收。这样做还不够，还要由博反约，自己用各种方法去整理。以方归类也好，以证归类也好……都可以。总之，消化过的东西才是自己的东西。学习《伤寒论》的方法，我自己用过的公式是：约——博——约。

5．学了就要用。只有在临床上应用《伤寒论》方多了，才能对《伤寒论》有进一步的领会。我在临床上看到热病初起的时候，证候千变万化，兼类症很多，才解决了《伤寒论》太阳篇内容为什么这样庞大的疑团。太阳病篇共 74 方，绝大部分是攻法。包括攻饮、攻痰、攻食、攻瘀，这正是《金匮要略·脏腑经络先后病脉证》所说"夫诸病在脏，欲攻之，当随其所得（结合）而攻之"之义。当然，《金匮》说的是在脏，太阳病还不能认为在脏，此则不能煞于《金匮》句下。

我在临床上还得到一个经验，小柴胡汤加减，退热有良效，不必要等到出现少阳病典型的证候才用，小柴胡汤并非仅仅是少阳病的专方。对《伤寒论》101 条“伤寒中风，有柴胡证，但见一证便是，不必悉具”，149 条：“伤寒五六日，呕而发热者，柴胡汤证具”，才有深刻的领会，而于《伤寒论》为什么在太阳病篇中大讲小柴胡汤证，于少阳病篇中却略而不详，也就涣然冰释了。

试论《伤寒论》中的若干辩证法思想

《伤寒论》一书，历代评价很高。注解此书者，自金·成无已以下，不下数百家。这些注解，一方面阐发了《伤寒论》，一方面又丰富和发展了《伤寒论》。在热性病方面，发展为温病学说，在内伤杂病方面，亦为后世各家学说的渊源。

仲景在本书中总结了古代人民和疾病作斗争的丰富经验和理论知识，在继承《内经》的基础上发展了一大步。把疾病的各种证治加以概括，以阴阳为纲，六经为目，确定了祖国医学辨证论治的原则。正如清·柯韵伯所说：“六经分司诸病之提纲，非专为伤寒一症立法。”徐灵胎也说：“医者之学问，全在明伤寒之理，则万病皆通。”这个“理”究竟是什么呢？个人体会，主要就是指其中所包含着的若干辩证法思想，尽管是朴素的、自发的，然而内容是丰富的、具体的，它体现于“六经”辨证、“八法”论治中而统率着“方”和“药”，构成了祖国医学特有的一套理、法、方、药完整体系。尽管治病的方、药在后世已大有发展，不为《伤寒论》所局限，但是他所论的理法却可以普遍应用，在一定历史时期内，起着指导临床实践的作用。本文，结合个人学习自然辩证法的体会，试图从邪与正、标与本、常与变、阴与阳几个范畴初步探讨它的若干辩证法思想。为了说明问题起见，除《伤寒论》原文之外，并引用《内经》以及后世各家学说，作为补充论证。

（一）邪与正

何谓“邪”？一般指风、寒、暑、湿、燥、火六淫之邪以及时气、疫气、疠气等外邪而言。引申言之，凡一切致病因子及其所产生的破坏力，都可称为“邪气”；何谓“正”？“正”系相对于“邪”而言，“正气”为人身的真气，生命活动的基础，凡防御与抵抗疾病与本身康复的机能皆属之。邪与正的关系，是相当复杂的，其中一部分牵涉到哲学上的内因与外因的关系问题。

祖国医学认为疾病发生的原因有两个方面：一方面由于正虚，是内因，是决定性的因素；另一方面由于邪气，是外因，是致病的条件。早在《内经》就有“邪之所凑，其气必虚”的看法，《伤寒论》基本上继承了这个看法，其辨证论治首先着眼于正气。如原文第7条说:“病有发热恶寒者，发于阳也；无热恶寒者，发于阴也。”同一伤寒病，发于阳者表现为发热恶寒，发于阴者表现为无热恶寒，这是由于正气有较强、较弱之不同所致。《医宗金鉴·伤寒心法要诀》说:“气同为天之六气，感人为病同也，病异谓人受六气生病异也，……推其形脏原非一，谓推原其人形之厚薄脏之虚实非一也。因从类化故多端，”所以《伤寒论》的辨证，首先是分六经，而辨其伤于寒抑是中于风，则是次要的。其立法论治的要旨，一是扶阳气，二是存津液。观其立方，桂枝、四逆、理中、复脉等方，在论中占着重要地位；观其用药，桂枝与甘草，芍药与甘草、人参与甘草、干姜与附子，常用以相伍，作为扶阳或益阴之用。而对于咽喉干燥者、淋家、疮家、衄家、亡血家、汗家，皆在禁汗之例。因为这些病人，或为阴虚，或为阳虚，或为气血俱虚，皆属正气不足，发汗足以重伤正气，引起变证。可见《伤寒论》是处处重视正气的。

但是，《伤寒论》之重视正气，并不等于对外来的邪气置之不顾；并不意味着治病的方法，就是一概扶正补虚。须知“邪之所凑，其气必虚”的“虚”，是相对的虚，是从发病学的角度上来看问题的，并不等于发病后所表现的证候一定是“虚证”。恰恰相反，既病之后，成为邪正相搏的局面，在很多情况下，是表现为“实证”的，《伤寒论》就以祛邪为主。这种情况，前人有称之为“虚处受邪，其病则实”。所谓“邪之所凑，其气必虚”的说法，必须与这两句话连起来看，方才全面。

尽管医生立方遣药的主导思想是扶助正气战胜邪气，使其“正胜邪却”，但手段却是多种多样的，而祛邪正是相对于扶正的一大法，只要去邪而不伤正，那么邪去则正自安。在表寒里热之证，可以投大青龙汤发汗而不嫌其峻，因为大青龙汤证见无汗、高热、烦躁，汗不出则热不除，热不除津液将更伤，权衡其利害轻重，虽服药后可能大汗，损伤一些津液，但只要病解，津液自能恢复；在阳明大热之实之证，《伤寒论》认为，发展下去就会热盛伤阴，土燥水竭，导致死亡，须及时用大承气汤急下邪热以存阴津。这些例子说明《伤寒论》

认为在一定条件下，当邪气对于疾病的发展起着决定性的作用时，就应以祛邪为主。《伤寒论》八法中的汗、吐、下、清等法，基本上都是祛邪之法；《伤寒论》所用的药物，如麻黄、瓜蒂、芒硝、大黄、石膏、知母、黄芩、黄连……，都是祛邪药。这些祛邪的方法和药物，不但用于三阳病，在一定的条件下，即便是三阴病，也仍然有应用的机会。例如厥阴病篇："伤寒六七日，大下后，寸脉沉而迟，手足厥逆，下部脉不至，咽喉不利，唾脓血，泄利不止者，为难治。麻黄升麻汤主之"。方后云："汗出愈"。厥阴病寒热错杂，存在着阴尽阳复之机，在一定条件之下，如本证上热闭塞，兼虚其中，可以合发表、清上、温中于一方治之。在临证时确有此种方证，如张路玉医案：

"陆中行室，年二十余。腊月中旬患咳嗽，挨过半月，病热稍减。新正五月，复咳倍前，自汗体倦，咽喉干痛。至元夕，忽微恶寒发热，明日转为腹痛自利，手足逆冷，咽痛异常。又三日则咳唾脓血。张诊其脉，轻取微数，寻之则仍不数，寸口似动而软，尺部略重则无。审其脉证，寒热难分，颇似仲景厥阴例中麻黄升麻汤证。盖始本冬温，所伤原不为重，故咳，至半月渐减，乃勉力支持岁事，过于劳役，伤其脾肺之气，故咳复甚于前。至望夜忽憎寒发热，来日遂自利厥逆者，当是病中体疏，复感寒邪之故。热邪既伤于内，寒邪复加于外，寒闭热邪不得外散，势必内奔而为自利，致邪传少阴厥阴，而为咽喉不利唾脓血也。虽伤寒大下后与伤热后自利不同，而寒热错杂则一。遂与麻黄升麻汤一剂，肢体微汗，手足温暖，自利即止。明日诊之，脉亦自和。嗣后与异功、生脉合服，数剂而安。"

又如少阴病，始得之，反发热脉沉者，用麻黄附子细辛汤。按少阴病禁发汗，今麻黄、细辛合用，其发汗力量自较单用麻黄者为强，用于少阴病似属不可理解。不知本病初起即现少阴证，固属正气衰弱，但发热无汗，其势又须从表解，所以本方既用麻黄、细辛以祛邪发汗，又用附子扶阳助正，防其大汗之虚脱。用峻药目的正是为了患者正气之虚弱，必须一战而成功。假如不认识这一点，只知扶正而不敢祛邪，或祛邪而用药不够，就很难收到满意的效果。如吴鞠通治一水肿病人，前医曾用麻黄附子甘草汤无效，吴仍用之而奏效。关键在于前医恐麻黄发阳，仅用八分，附子用一钱以监麻黄，又恐麻黄、附子药性皆慓悍，用一钱二分甘草以监制麻黄、附子。吴则反是，重用麻黄、附子用量则少于麻黄，甘草用量又少于附子，使麻黄、附子充分发挥作用。这些例子可以说明，以祛邪为主的方法，只要与具体病情合拍，即使在三阴病证，也是可以恰如其分地来使用的。

综上所述，《伤寒论》对于邪正关系的看法，认为正虚是发病的根据，邪凑是发病的条件，而疾病发展的过程则是邪正相搏[①]的结果。治病既要重视正气，又不能无视邪气。《伤寒论》中许多治法与处方，既是扶正，又是祛邪，扶正与祛邪，很难截然分开。如桂枝汤既为调和营卫（扶正）之主方，亦为解肌疏风（祛邪）之要药；小柴胡汤既有柴胡、黄芩之清热，复有人参、甘草之益气，合用于一方起着扶正达邪之作用。但须指出，所谓祛邪与扶正不能截然分开，不是说不要有重点，大致祛邪的方法以发表攻里为先；扶正的方法以滋阴扶阳为主。邪气盛，正气未衰时，以祛邪为主，邪去正乃安；正气虚，虽见邪盛，一般以扶正为主，正足邪自去。但也需看具体病情，具体分析，不能执一而无权。总的目的，是为了去病，为了解决邪正之间的矛盾。病去则体虽虚，多有生存之希望；病留则体虽壮实，亦有死亡之可能。用之得当，大黄、芒硝就是存阴之药，有利于正气；用之不当，人参、甘草恰恰为留邪之药，无益于正气。《伤寒论》第58条说："凡病若发汗、若吐、若下、若亡血、亡津液，阴阳自和者，必自愈。"因此，在正确辨证的情况下，并在一定限度以内使用汗、吐、下的方法，在表面上虽似丧失了津液，损伤了正气，实际上是不逆病机，达到了祛邪的目的，解决了正邪相搏的矛盾，恰恰没有损害正气。《伤寒论》就是这样辨证地看问题的。

（二）标与本[②]

《伤寒论》辨证论治的基本精神是"治病必求于本"。"本"是什么？《素问·阴阳应象大论》说："阴阳者，天地之道也，万物之纲纪，变化之父母，生杀之本始，神明之府也。故治病必求于本。"所谓"本"指的就是阴阳。《素问·阴阳应象大论》又说："善诊者，察色按脉，先别阴阳。"说明掌握疾病内在的矛盾——阴阳，是辨证的首要任务。从辨证的角度上来看，所谓阴阳，就是病位之表里、病状之寒热、病情之虚实，这是《伤寒论》全部立法的依据。

相对于本者为标。病因为本，病状为标；内在为本，外表为标；标发现于表，本多隐伏于里。总之，标本的关系，就是现象与本质的关系。标本一致，表现为真寒、真热的病状者易辨；标本不一致，表现为假寒、假热的病状者难识。《伤寒论》第11条说:"病人身大热，反欲得衣者，热在皮肤，寒在骨髓也；身大寒，反不欲近衣者，寒在皮肤，热在骨髓也。"程应旄释之曰:"病人身大热，反欲得近衣者，沉阴内锢而阳外浮，此曰表热里寒；身大寒反不欲近衣者，阳邪内菀而阴外凝，此曰表寒里热。寒热之在皮肤者，属标属假；寒热之在骨髓者，属本属真。本真不可得而见，而标假易惑，故直从欲不欲断之，……情则无假也。不言表里，言皮肤、骨髓者，极其浅深分言之也。"这是说，在标本不一致的情况下，必须把本质探求清楚，勿为假象所迷惑。在后世医家，对于辨别标本的真假，是极为注意的，如:

（1）王海藏治侯辅之病，脉极沉细，内寒外热，肩背胸胁斑出十数点，语言狂乱。肌表虽热，以手按执须臾冷透如冰。断为外假热而内真寒，与姜、附等药二十余两，乃大汗而愈。

（2）李士材治一人，精神困倦、腰膝异痛不可忍，众医皆以为肾主腰膝而用桂、附。绵延两月，病者愈觉四肢痿软、腰膝寒冷，愈以为寒，恣服热药。李诊之，脉伏于下，极重按之，振指有力。因思阳证似阴，乃火热过极，反兼胜已之化，小便当赤，必畏沸汤，询之果然。乃以黄柏三钱，龙胆草二钱，芩、连、栀子各一钱五分，加生姜七片为向导，乘热顿饮，移时便觉腰间畅快。三剂而痛若失。

上引二案，在辨证方法上，如辨脉、辨热、辨小便、辨渴、注重病人的体征等，较之《伤寒论》更为细致深入，但其思想，还是在《伤寒论》的指导之下。

标与本的关系，既然是事物的现象与本质的关系，它必然有内在的联系。尽管有时二者不相一致，出现假象，但是任何现象脱离不了本质，这一假象，仍然是从本质上产生。《伤寒论》对于这些真寒假热或真热假寒之证的处理，就是认识到标出于本，标一定与本有联系，因而认识疾病的性质更为深入。举真寒假热证为例："少阴病，下利脉微者，与白通汤；利不止，厥逆无脉，干呕烦者，白通加猪胆汁汤主之。服汤脉暴出者死，微续者生。"（《伤寒论》第315条）本条以葱白、干姜、附子治其下利不止，厥逆无脉之真寒；以人尿、猪胆汁治其干呕而烦之假热，即一般认为寒凉反佐热药之法。值得注意的是为什么不用黄芩、黄连等大苦大寒之药而用人尿、猪胆汁咸苦相伍来作反佐呢？根据阴阳理论来分析，本证假热之所以出现，一方面由于阴邪内盛，真阳为阴邪所逼而上浮；另一方面又由于阴邪内盛，以致或吐、或利、或吐利交作，亡失津液，真阴亦已不足，阴不恋阳，形成"脱"证。其所以用人尿、猪胆汁，不仅仅寓有反佐的意义，更重要的，是含有咸苦滋润，从阴引阳之作用在内。假如用芩、连等大苦大寒之药来作反佐，不但没有这个作用，甚至可能化燥伤阴，其结果，阳不能回或阳回而阴竭亦死。可以看出，《伤寒论》对于本证的处理，系以"阴阳消长"、"阴阳互根"等朴素的辩证法思想作指导，一面破阴（邪）回阳（正），一面从阴（正）引阳（正）。上引条文中"服汤脉暴出者死，微续者生"二语，亦同样说明了现象与本质的真假之间的辩证关系。因为这种危笃之证，厥逆无脉，不可能突然好转，服白通加猪胆汁汤后，脉暴出是虚假的，是脉气一时为药力所迫，药力尽则正气仍绝故死；脉微续是正气逐渐恢复，才是真正好转故生。这是仲景在实践观察中如实反映的客观实际。

标本关系表现于寒热方面的情况已如上述，表现于虚实方面也是如此。在一般的虚证与实证，比较容易辨别。但在病笃的情况下，所谓“至虚有盛候，大实有羸状”往往出现假象。如《伤寒论》阳明病中提出脉迟、短气、循衣摸床、惕而不安等证，就是注意到“大实有羸状”；少阴病中提出脉紧、烦躁、谵语、口渴、面赤等证，就是注意到“至虚有盛候”。假如细心观察，假象是可以辨识的。如：

李士材治韩茂远病伤寒。九日以来，口不能言、目不能视、体不能动、四肢俱冷，昏曰阴证。士材诊之，六脉昏沉；以手按病人之腹，病人两手护之，眉皱作楚；按其趺阳，大而有力。乃知其有燥屎，以大承气汤下之，得燥屎六七枚，口能言，体能动矣。

以上所引，就是从羸状之中辨识其有大实的医案之一。所以古人有这样一个经验：见到通体皆现虚象，一二处独见实证，此实证必须重视；见到通体皆现实象，一二处独见虚证，此虚证也必须重视。张景岳称之为“独处藏奸”。医生遇到这种情况，必须探求其本质。假如“省疾问病，务在口给，相对斯须，便处汤药，按寸不及尺，握手不及足，人迎趺阳，三部不参，动数发息，不满五十，短期未知决诊，九候曾无仿佛，明堂阙庭，尽不见察”，是张仲景所最反对的，认为“夫欲视死别生，实为难矣”。《伤寒论》反复辨明病起何因；前见何证，后变何证；恶寒恶热，寒热轻重，昼夜轻重；有汗无汗，汗多汗少，汗起何处；口淡口苦；渴与不渴，思饮不思饮，饮多饮少，喜热喜凉；思食不思食，能食不能食，食多食少；胸、心、胁、腹有无胀痛；二便通涩，大便为燥为溏，小便为清为浊，色黄色淡；曾服何药，药后变化如何……脉证合参，或舍证从脉，或舍脉从证，经过思考分析，才能深入了解到疾病的本质，作出正确的判断。如《伤寒论》阳明病篇有二条条文，其一是："阳明病，自汗出，若发汗，小便自利者，此为津液内竭，虽硬不可攻之，当须自欲大便，宜蜜煎导而通之。"另一条是："病人小便不利，大便乍难乍易，时有微热，喘冒不能卧者，有燥屎也，宜大承气汤。"从表面上来看，前者大便硬，应予攻下；后者大便乍难乍易，不宜攻下。但经过分析，知前者为津液内竭（临床上多见于热病之恢复期），而非热结于里，大便虽硬却不可攻；后者为燥屎内结，有喘冒不能卧之证，大便乍难乍易乃是"热结旁流"，却宜大承气汤。施治的熨贴，就在于辨证的精细，其原则就是"治病必求于本"。

（三）常与变

常与变的关系，这里指的是一般性与特殊性、原则性与灵活性的辩证关系。

《伤寒论》的理论是在《素问·热论》的基础上发展起来的。《素问·热论》只论述热病的一般性；《伤寒论》则是从认识热病的一般性发展到认识热病的特殊性，进而把一般性与特殊性统一起来，这是一个很大的发展。例如《素问·热论》对于热病分六经形证；《伤寒论》也分六经形证，但其三阳病与前者不尽相同，而在三阴病且有相异之处。这是因为，前者只论热病之常而不及其变，六经传受皆是热证，后者则是备论热病之常与变，认为六经病有热证也有寒证，有实证也有虚证，此其一。前者只从人身经脉循行部位说明六经的病理而不及六经之标本、气化，后者除了以经络学说为根据之外，还运用了藏象、标本、气化等理论。如论太阳病除可以见到头项痛、腰脊强外，更主要的是发热、恶寒、脉浮，阳明病除可见到身热、目疼、鼻干、不得卧外，更主要的是胃家实证，少阳病除可见到胸胁痛、耳聋外，更主要的是寒热往来、口苦、咽干、目眩、心烦、喜呕，太阴病除可见到腹满、咽干外，更主要的是吐利、食不下；少阴病除可见到口燥、舌干而渴外，更主要的是脉微细、但欲寐；厥阴病除可见到烦满、囊缩[③]外，更主要的是厥逆交替，寒热错杂等证，此其二。前者论传经，日传一经，由太阳、阳明、少阳、太阴、少阴、厥阴，循次传受，后者则不为日数所限，可以循经传，也可以越经传，传与不传以及传入何经，唯以客观表现的脉证为依据，此其三。至于治法方面，前者只是原则性地提出汗、泄二法；后者发展为汗、吐、下、和、温、清、消、补八法。总之，后者是仲景通过平脉辨证，反复实践，从中认识到许多脉证的特殊性和它们之间的内部联系及发展规律，因而对于疾病的本质，认识得更为全面，更为明确。

《伤寒论》的六经提纲，言简意赅，概括性很强。例如：太阳病以脉浮、头项强痛而恶寒为提纲，脉浮是定其病位之在表，头项强痛、恶寒是定其主证；阳明病以胃家实为提纲，一系列的大热大实证都被包括在内；少阴病以脉微细、但欲寐为提纲，由于少阴病属心肾病、脉微细、但欲寐，已经抓住了心肾不足之主要关键；少阳病为阳枢，变化很多，《伤寒论》于少阳病，举提纲与小柴胡汤主证之外，特别提出凡柴胡证但见一证便是，不必悉具，指出了少阳病的特性……总之，《伤寒论》辨六经之病，离不开具体内容的概括，此即六经病之常；但每一个具体脉证，又都不是完全地包括在提纲之中，此即六经病之变。六经病的常与变，就是这样辩证地互相联结着的。

常与变的对立统一关系，还体现在《伤寒论》的立法处方中的原则性与灵活性的结合方面。举太阳中风证为例：头痛发热，汗出恶风，脉浮缓，是中风正证，用桂枝汤是常法；加葛根，加厚朴、杏子，加苓、术……随证加减，都是变法。但是，这些均是在桂枝汤的基础上加减，基本上还是太阳中风证。但在太阳篇第20条："太阳病发汗，遂漏不止，其人恶风，小便难，四肢微急难以屈伸"，用桂枝加附子汤，这就不是随证加一味药的问题，而是变调和营卫之剂为扶阳救逆之方。本条为汗后变证，其人恶风为太阳中风之表邪仍在；汗漏不止为卫阳虚弱；小便难、四肢微急、难以屈伸为津液不足。按照阴阳的理论来分析，人以阳气为本，"阳者，卫外而为固也"，"失其所则折寿而不彰"，患者阳气之强弱，特别对于伤寒一类疾病（寒为阴邪，伤人之阳）的预后，是起着决定的作用。本证由于卫阳不固而致漏汗不止，而汗漏不止，阳从汗出，更促使卫阳虚弱，足以导致亡阳虚脱之危险，这是必须加以纠正的。至于太阳中风之表邪，虽然仍然存在，而小便难、四肢微急，难以屈伸，属阳不生阴而致津液不足，则均属于次要地位。仲景抓住了卫阳虚弱这个主要环节（主证），于桂枝汤原方中加一味附子，桂附相合以温煦阳气，卫阳复振，邪自去，表自解，阴自复，津自生，一切问题都迎刃而解。反之，如《伤寒论·太阳篇》第29条所说："伤寒脉浮、自汗出、小便数、心烦、微恶寒、脚挛急，反与桂枝汤欲攻其表，此误也。"所以误治，就是由于分不清主次，认识不到各个矛盾之间的互相联系。由此可见，《伤寒论》由于认识到各个病证之间存在着内部联系，能够从中分清主次，提出了可汗、不可汗；可下、急下、不可下；可吐、不可吐；可温、急温……等等具体而灵活的不同治疗法则，是包含着辩证法的因素的。如：太阳病可发汗是常法，不可发汗是变法；阳明病可下是常法，不可下是变法；少阴病可温是常法，可清是变法；表里兼见之证，先表后里是常法，先里后表是变法。病有发热恶寒之表证，复有心下痞之里证，当先解其表，后攻其痞；病有协热下利，利下不止、心下痞硬者，表证未除，里虚又见，治宜表里兼顾而侧重于温里；病有下利清谷不止、身疼痛者，同样既有表证，又有里证，但下利而至清谷，里证已急，必须急救其里，后解其表。总之，寒者温之、热者寒之、虚者补之、盛者泻之，这是《伤寒论》治病的原则性；"观其脉证，知犯何逆，随证治之"，这是《伤寒论》治病的灵活性；原则性与灵活性之能很好结合，则在于"审察病机，无失气宜"。

（四）阴与阳

祖国医学范围内的阴阳学说，其理论具备于《内经》。《内经》认为阴阳是"道"，有胜复，有消长，互相依存，互相转化。任何具体事物都有或阴或阳的属性，并且认为事物之间彼此都有联系，阴中有阳，阳中有阴，阴阳就是万物的根本。兹就《伤寒论》的辨证论治、立法处方中间所体现着的这个精神加以探讨。

在疾病过程中，外邪及其所产生的破坏力，不属于阴，即属于阳，故有阴邪、阳邪之称。阴则为寒，阳则为热，与之相对的一方则为正。例如：寒邪（阴邪）伤阳之“阳”，即正气一方面的阳气；热邪（阳邪）伤阴之“阴”，即正气一方面的阴气（或称阴津、阴液）。在生理状态下，阴阳是调和的（相对的平衡）；在病理状态，阴阳是失调的。正能胜邪，疾病趋向好转，最后正胜邪却，阴阳自和（恢复生理上阴阳相对平衡的状态）而告痊愈；正不胜邪，疾病就趋严重，甚至导致阴阳离决而告死亡。其表现于外的脉证，也即是邪气的破坏力与正气的抗病力的综合反映。《伤寒论》把它分为三种阳证与三种阴证。以三阳病证而言，阳道实，实者邪气盛也，但正气有能力足以敌邪，故表现为阳证(亢奋的、实热的证候)，施治的重点是在祛邪，或汗、或清、或下、或和解，因势利导，随证制宜，使其正胜邪却；三阴病证者，阴道虚，虚者精气夺也，为正气衰弱抗病力不强所致，故表现为阴证（衰弱的、虚寒的证候)，虽反应不甚强烈，必须引起重视。例如《伤寒论》第61条:“下之后，复发汗，昼日烦躁不得眠，夜而安静，不呕不渴，无表证，脉沉微，身无大热者，干姜附子汤主之。”本证白昼虽见烦躁，但夜而安静，不呕不渴，身无大热，证似非重，势似非急，然而《伤寒论》却用干姜附子汤顿服，因为这是阳微阴躁，四逆之渐，不可轻视。所以《伤寒论》对于三阴病施治的原则是扶正而不是祛邪。如少阴篇提出:“少阴病，脉沉者，急温之，宜四逆汤”。“少阴病，脉微，不可发汗，亡阳故也。阳已虚，尺脉弱涩者，复不可下之。”因为，汗、下是亡津液、伤阳气的，用于正气不足者，可能邪未去而正转伤，也可能邪虽去而正亦随之而脱。

如上所述，疾病的转归，取决于邪正势力之消长。三阴病证虽属阴盛阳衰，亦即邪盛正衰，但只要阳气不绝，到一定阶段，具备了一定条件，便会向阴消阳长转化，古人朴素地认为物极必反，有胜必有复。例如《伤寒论》的厥阴病是六经中的最后一经，为阴之尽（极点），按理说，厥阴病应重于少阴病，但《伤寒论》举死证者，少阴特多而厥阴反少，正因为一线之生机，即在此阴尽阳生之时。丹波元坚说：“厥阴则寒热相错，用药有所顾忌，然比之少阴之纯寒，犹有阳存耳”。仲景厥阴篇以厥少热多断为其病当愈；以厥多热少断为其病为进。所谓“厥”，是指四肢厥逆，是阴胜的表现，厥之多少，标志邪气之进退；所谓“热”，是指发热，是阳复的转机，热之多少，标志正气之消长。阳气长，其病当愈；阳气退，其病为进。仲景不独在厥阴篇中已明确指出，在少阴篇决死生的几条中，以手足温、时自烦为阳复佳兆，可治；厥逆不回，脉绝不止，躁扰不安为阳绝恶候，主死，也同样体现着这一精神。所以，治疗阴证，法当急温，使其阴证转阳，然后“随证治之”。但如仲景厥阴篇的喉痹、便脓血等证，皆属阳复太过之证，则又必须适当调整，始为合辙，倘失其机，亦为偏害。

有胜必有复是古人认识阴阳转化的规律。阴证固能转阳，而阳证亦能转阴。例如阳明病大热、大渴、大汗出、脉洪大，是典型的阳、实、热证。当其阳盛之时，一方面是邪气盛，一方面是正气反应强烈，但反应过于强烈，就是“阳亢”，又会给正气本身带来一定的损害。故在太阳病之阳证，可以发表不远热，而在阳明病之阳证，则于法当清，若任其亢阳无制，既能亡阴（正阴），亦能亡阳（正阳）。徐灵胎曾经指出：“亡阴不止，阳从汗出，元气散脱，即为亡阳。”从亡阴而至亡阳，在证候上的表现来看，是从阳证转为阴证；从病邪一方面来看，已从阳邪（热邪）转化为阴邪（寒邪）；从正气一方面来看，阴阳是互根的，阴亡阳亦随之而脱。在治法上这时应以扶正为主，正足邪自去，而扶正则应阴阳（正阴正阳）兼顾。《伤寒论》于白虎加人参汤证指出“热结在里，表里俱热”，同时又举出有“时时恶风”“背微恶寒”等证，这些证候，就是阳气由盛趋衰之先兆。白虎汤所以加人参，既为承制亢阳，资生化源，且防止热极津亡，阳经汗出，元气散脱，导致亡阳之危险。吴鞠通《温病条辨·上焦篇》第8条说：“太阴温病，脉浮大而芤，汗大出，微喘，甚至鼻孔扇者，白虎加人参汤主之；脉若散大者，急用之，倍人参。”自注曰：“浮大而芤，几于散矣，阴虚而阳不固也。补阴药有鞭长莫及之虞，惟白虎退邪阳，人参固正阳，使阳能化阴，乃救化源欲绝之妙法也。汗涌、鼻扇、脉散，皆化源欲绝之征兆也。”这是《伤寒论》白虎加人参汤证的一个良好注释。

由此可见，阴与阳的关系，是非常错综复杂的。因一定的条件，一面互相对立，一面又互相联系，互相渗透，互相依存。所谓“阴阳”消长，在病理过程中，亦即“邪正”互为消长。阴盛而阳衰，必驯至有阴而无阳；阳盛而阴衰，必渐成亢阳而亡阴。但同时又有胜复，阴胜则阳复，阳胜则阴复，正因为如此，故阴证有回阳之机转，热病有复阴之可能，而扶阳抑阴或济阴和阳之施治在于及时，方能不失病机。所谓“阴阳”互根，是指正阴（阴液）正阳（阳气）而言，阴亡阳不能孤立，阳亡阴不能独存，相维则生，相离则死。在病理上往往见到高热亡阴，阳亦随之而脱，故治其热必兼顾其阳；吐利伤阳，阴亦随之而竭，故治其寒必兼顾其阴。行救阴救阳之法，必须明阴阳互根之义。

还必须指出，所谓阴阳胜复，绝不是循环现象的重复，而是运动发展的。近人恽铁樵说：“热病虽千变万化，不外《内经》阴胜则寒，阳胜则热；阳虚则寒，阴虚则热数语。此四语，一步深一步。第一步之阴胜则寒（指太阳病未发热之恶寒——作者注），即伏第二步之阳胜则热；第二步之阳胜则热，正从第一步之阴胜则寒来，故曰阴胜则阳复，盖胜则必复，乃体工之良能；其少阴病之阴争于内，阳扰于外，至于亡阳者，乃第三步，盖体温之集表者失败于外，斯病邪之入里者猖獗于内，是为阳虚则寒；而第四步之阴虚则热，亦正从第三步之阳虚则寒来，何以然？有第三步之寒，斯有第四步之热，乃经文重寒则热之理也。”《伤寒论》论述病证的精神，确是如此。从阳证转阴之恶寒，与太阳病之恶寒，症象虽相似，但前者属虚，后者属实，前者宜温，后者宜汗，本质大不相同；从阴证复阳之发热，与太阳病之表热、阳明病之里热，本质也大有分别，适宜用麻黄、桂枝、白虎、承气汤者毕竟少见，适用黄连阿胶汤、复脉汤等方却较多。恽氏之言，基本上是符合于《伤寒论》的本旨的。

结　语

如上所述，《伤寒论》对于疾病证治的认识，是包含着丰富的辩证法思想的。正是这些辩证法思想，长期以来，指导着中医的临床实践，这是极可宝贵的。但同时必须指出，《伤寒论》对于这几种辩证关系，是在朴素的、自发的辩证法思想指导之下来认识的，对事物内部的矛盾性与复杂性，不可能辨识很全面，这是受着时代的限制，在当时的历史条件下，认识是不可能进一步深入的。对于这一份宝贵的医学遗产，必须在辩证唯物主义、历史唯物主义思想指导之下，来学习继承，整理提高。

注解

①《伤寒论》第97条："血弱气尽，腠理开，邪气因入，与正气相搏，结于胁下，正邪分争，往来寒热，休作有时……"。这条条文的具体证治，虽是指少阳病而言，但其精神可以代表《伤寒论》对于发病的看法。

②"标本"一词，在中医书上有不同涵义，这里主要指病因为本、病证为标的一种。

③现存的《伤寒论》，厥阴病无烦满、囊缩等证，当是阙文。

《伤寒论》方在杂病中的应用

《伤寒论》讲辨证论治。辨证论治应该落实到"治"，如果治疗效果不好，辨一番，论一番，只是一种空谈。《伤寒论》方就是行之有效，是张仲景博采众方得来的。张仲景有三句话，叫做"勤求古训，博采众方，并平脉辨证"。"勤求古训"是继承前人的经验，学好理论，这就要读书。明朝金正希转述当时医生程敬通说过的一句话是:“读书而不能医者有之矣，未有不读书而能医者也”。可见读书的重要性。当然，不读书，做个医生，开开方子，或许可以，但绝不能成为一个医学家。“博采众方”是吸收别人的经验。“平脉辨证”则是自己的实践，并且通过实践把来自前人和别人的间接经验化作自己的直接经验。张仲景是这样学好中医，著成《伤寒论》的，现在要学好中医，还是这三句话。

尽人以为，《伤寒论》是论述外感热病的专书。我以为，这只是一个方面，如果只是论述外感热病，那么，只要把《伤寒论》论述六经形证的部分抽出来，如《中医学基础》当中六经辨证这一章节已足，就无需再读《伤寒论》。然而多年来的中医教学经验证明，《伤寒论》还是应该独立开课，所以然的道理，《伤寒论》的法和方，不仅应用于热病，更广泛应用于杂病，不读《伤寒论》全书，对热病，知其常而不能尽其变；对杂病，更不知道可以用伤寒法、伤寒方。实际上《伤寒论》中所谓误治后许多变证，可以由误治所致，但又不尽属于误治，如“发汗后，不可更行桂枝汤。汗出而喘，无大热者，可与麻黄杏仁甘草石膏汤”的麻杏甘石汤证，尤在泾就认为“缘肺气外闭之时肺中已有蕴热”。所以《伤寒论》于麻杏石甘汤证又出一条:“下后，不可更行桂枝汤；若汗出而喘，无大热者，可与麻黄杏仁甘草石膏汤。”可见只要肺有蕴热，无论汗后下后，都可以出现麻杏石甘汤证，不尽属于误治。又如五苓散证、桃核承气汤证，从理论上说，固属随经入腑，然非内有蓄水、蓄血，又何至于腑。五苓散用于蓄水，桃仁承气汤用于蓄血，蓄水、蓄血皆杂病也。太阳病篇误治条文甚多，无非以之释明病机，若竟认为都属误治，哪来这么多的误治？所谓误治后的许多变证，我以为一大部分本来就属于杂病。

现在，首先举桂枝汤例，谈谈它在杂病中的应用。

桂枝汤是《伤寒论》第一方，它有发汗作用，而实际它不是发汗之剂，是和剂。和什么？调和营卫是也。正因为调和营卫，所以服桂枝汤后通过发汗而能退热或止汗，不仅热病可用，在杂病中也可用，对于不明原因之长期低热，用桂枝汤退热有良好效果。“病人脏无他病，时发热，自汗出，而不愈者，此卫气不和也。先其时发汗则愈，宜桂枝汤。”我看，这里指的就是杂病。所谓甘温除热之方，首推桂枝（汤）。其次，损其心者调其营卫，为治五损中之一法。因此，以桂枝汤为基础，加减用药，可用于治虚劳，如小建中汤、黄芪建中汤即是桂枝汤的加味。当然，桂枝汤加味或加减应用于虚劳，应有寒象。如叶天士善用黄芪建中汤治虚劳，它有一定标准：①久病消瘦乏力。②胃纳不佳，时寒时热，喘促短气，容易汗出。③脉虚无力，不数。④有操劳过度史。反之，阴虚内热者就不可用，只可用复脉汤（炙甘草汤）。

炙甘草汤实际是桂枝汤的变法，以治心律失常，有卓效，故一名复脉汤。但改善心律，不过是一种现象，有现象必有本质，它的本质方面的作用，是补心气、通心阳、滋心阴、养心血，从而恢复心主血脉的功能。炙甘草汤为什么既要用参、姜、桂、草等阳药，还有酒，又有胶、麦、麻、地、枣等阴药？尤在泾引徐氏的解释较好，他说：“脉结是营气不行，悸则血亏而心无所养，营滞血亏而更出汗，岂不立槁乎？故虽行动如常，断云不出百日，知其阴亡而阳绝也。人参、桂枝、甘草、生姜，行身之阳；胶、麦、麻、地，行身之阴；盖欲使阳得复行阴中，而脉自复也。后人只喜用胶、地等而畏姜、桂，岂知阴凝燥气，非阳不能化耶？”

“阴凝燥气非阳不能化”一语，可谓炙甘草汤中用阳药之确释。但使用本方，须注意用量，炙甘草汤原方中炙甘草用四两，主药当然如此，最突出的是生地黄用到一斤，大枣用到三十枚，这在仲景方中用量如此之重，是绝无仅有的。可知本方平补阴阳，而以滋阴为主，方中阴药方面要用得重，阳药方面要用得轻。只用阴药不用阳药固然不对；在一般情况下，把位置颠倒过来，也是错误的（即阳药用得重，阴药用得轻）。

小建中汤与炙甘草汤是治虚劳的两个重要方剂，都是从桂枝汤的基础上变化出来的，后世叶天士最为赏用，称为“理阳气当推建中，顾阴液须投复脉”。

桂枝汤当然有禁忌，所谓“桂枝下咽，阳盛即毙”，就是说明用于阳盛者是不适宜的。

桂枝汤方加减甚多，已故老中医程门雪先生说，最重要的有四个加减法，即寒加附子，热加黄芩，虚加人参，实加大黄是也，虽然只加用了一味药，已经属于变法。桂枝汤不温阳，加附子就温阳；桂枝汤不清热，加黄芩就清热，就不忌用于阳盛；桂枝汤不补虚，加人参就补虚；桂枝汤不攻实，加大黄就表里双解。那么，桂枝汤加其他药，比如桂枝加葛根汤、桂枝加厚朴杏子汤是不是因项强而加葛根，因喘而加厚朴杏子，属于随证加药呢？从表面上看固然如此，而实则还有深意。项强者，清阳不升，经络不通也，桂、芍、葛相配，诚为升阳通络之要药。故于太阳与阳明合病，不下利但呕者，不忌葛根，而加用半夏之和降以制其升散太过，后世李东垣善用葛根，实已滥觞于仲景。桂枝汤本身有制冲作用，但其制冲属于制下焦之冲，喘家之冲气，不能说与下焦无关，但其病在上，还有上焦之冲气，故不用桂枝加桂，而加厚朴杏子，如是，则桂制下焦之冲，厚朴制中焦之冲，杏子制上焦之冲，上中下三焦俱治，喘斯平矣。

桂枝汤是桂枝甘草汤与芍药甘草汤相合而成之复方。桂枝甘草汤意在通阳，若须专力于通阳则取桂枝汤的一半加味，桂枝甘草汤、苓桂甘枣汤、苓桂术甘汤、苓桂姜甘汤（即茯苓甘草汤）以及五苓散，都属通阳之方。一般来说，通阳之方都有利水作用。叶天士说："通阳不在温而在利小便"，斯言得之。

如意在于和阴，则取芍药甘草汤。小建中汤重用芍药，新加汤重用芍药，真武汤中有芍药，附子汤中有芍药，皆有和阴之意（大柴胡汤中用芍药，黄芩汤中用芍药，麻仁丸用芍药，桂枝加芍药汤中用芍药，那是芍药另一个作用：疏通里急，缓解疼痛）。须专力于通阳，则不用芍药以免牵制，故胸满脉促当去芍药，须阴阳相济，则当加入芍药。桂枝去桂加茯苓白术汤，去桂还是去芍，争议颇多，我以为既不去桂，也不去芍，芍药能利小便（见于《本草经》），故桂枝去桂加苓术汤中用芍药，真武汤能利水，方中也用芍药。芍药之用有三：①和阴；②缓急；③利水。

其次，谈谈麻黄汤，大、小青龙汤，麻杏甘石汤、麻黄细辛附子汤、麻黄附子甘草汤等以麻黄为主的方剂在杂病中的应用。

这一类方剂主要用于饮证，麻黄乃肺经之专药，其饮在于肺，寒用麻黄汤、小青龙汤，小青龙与麻黄汤是缓急两等治法；热用麻杏甘石汤；寒而挟热者用大青龙汤，大青龙麻桂用量特重，不是因为寒重，而是因为热郁；热郁较轻者可用小青龙加石膏汤；与少阴证同见者，可用麻附细辛汤、麻附甘草汤，二方亦是缓急两等治法。这类方证虽有虚实、寒热、缓急之不同，但有一共同点，即是饮证。大小青龙之命名，不是发汗，而是行水之意。如是一般感冒咳嗽，又何必用此等方。

《伤寒论》大、小柴胡以及泻心汤诸方，也可用于消化系统杂病（包括肝、胆、肠胃），现在只谈谈三泻心汤：半夏泻心汤证，经文明言属柴胡汤之变证；生姜泻心汤证，明言胃中不和；甘草泻心汤证，明言胃中虚。三泻心汤所主治，皆属胆病及胃，气机不畅，寒热错杂之证。《伤寒论》于生姜泻心汤证明言："汗出解之后"，可见其痞不一定是误下而成。临床所见，胃病中有这一种类型，用三泻心汤有一定效果。胃中不和，中焦阻塞，津液不通，还可以酿成湿热，上冲下注。上冲则为呕，为声嗄，为口舌糜烂；下注则为下利，为阴疮。故三泻心不独可治胃家本病，也可用于上下交病，独治其中。张仲景于狐惑病，用甘草泻心汤，即是辛以开痞，苦以泄热，甘以和中之意，确有效果。曾治二例狐惑病人，用泻火解毒药只能暂时减轻症状，不久又增剧，后用甘草泻心汤都得到痊愈，且近期未见复发。

要之，柴胡汤这类方剂，在热病中固为常用，在杂病中亦属多用，而三泻心汤更多用于杂病。

阳明病中白虎汤、白虎加人参汤证，固属热病，然此二方亦可用于治消渴。阳明病以府证为主，《伤寒论》于用下法，慎之又慎，但在阳明三急下条，少阴二急下条，证情也极平常，（除252条外），何以要急下？殊难索解。我意急下诸条，都是杂病，可能即指急腹症。在热病，病机尚在表者，可下之机尚未成熟，不可妄下；若在急腹症，则原属里证、实证，不通其里，不能去病。体实者宜乘其正气未虚而攻之，此阳明病之急下也；体虚者，也必须背城借一，此少阴病之急下也。前人说："夺实之下可缓，存阴之下不可缓"，我现在为之下一转语，夺实之下也有不可缓者，急腹症是也。吴又可论下法，认为邪为本，热为标，结粪又其标也，是值得注意的。当然，在这些情况下用"下法"，不一定用大承气汤，用黄龙汤、增液承气汤等更为对证，此则又不应局限于用《伤寒论》方。

仲景用附子，都为温阳而设，目的在回阳救逆。具体来说，治四肢厥逆，用附子必配以甘草，甘草为治四肢厥逆之首选药，凡以四逆名方者，不论寒、热、虚、实，方中都用甘草，如四逆汤、四逆散、当归四逆汤等等。虽不以四逆名方，而见四肢厥逆证者，方中多数有甘草。四逆汤方以甘草居首列，决非偶然。可见甘草一药是强心复脉之要药。目的在于增加回阳救逆作用者，不是加重附子之用量，而在配以干姜；目的在于温阳利水者，配以苓术；目的在于温阳的基础上补气血者，则配以人参，附子汤、四逆加人参汤即此意也。炮附子重用则意在镇痛而不在回阳，治风湿病三方就重用附子。至于用炮用生，《伤寒论》原意，炮则性缓，生则性急，我看，现在用炮好了。有附子诸方，在热病、杂病都有应用的机会。

《伤寒论》原名《伤寒杂病论》，其方原可以通用于伤寒与杂病。所谓误治后的变证，我的看法，有的根本不是误治所致，而本来就是杂病。《伤寒论》方，如桂枝汤一类方可用于调营卫，麻黄汤一类方可用于治饮，柴胡汤一类方可用于治肝胆疾患，泻心汤、承气汤、理中汤、吴茱萸汤一类方可用于治消化道疾患，用附子甘草诸方可用以治心脏疾病以及风湿病，还有治消渴、水气、蓄血、痢疾、黄疸、蛔虫病方等等，都是应用于杂病（以上还只是举例）。至于把《伤寒论》方灵活应用，如刘赤选先生把栀子豉汤用于精神病（癫证），也有人把桂枝甘草汤用于低血压症，这样的例子更是举不胜举。怎样把《伤寒论》方应用于杂病，怎样辨证用方，非读《伤寒论》原书不可，所以不能认为《伤寒论》仅仅是论述热病的专著，更不能抽出六经辨证一个内容来代替学习《伤寒论》。

《伤寒论》397法113方之我见

《伤寒论》397法之说，始于宋高保衡、孙奇、林亿等《校定伤寒论序》。序言说："今先校定张仲景《伤寒论》十卷，总二十二篇，证外合三百九十七法，除重复，定有一百一十二方。"按《校定伤寒论》(据明赵开美复刻本）所谓"证"与"法"，是从第五篇《辨太阳病脉证并治上》算起，至第二十二篇《辨发汗吐下后病脉证并治》止，其体例以条文不出方治者称为"证"，出具体方治者称为"法"（包括针灸方法）。在各篇正文之前，把这些称为"法"的条文重列，字句间有简化，略同于目录的形式。例如：

《太阳上篇》："太阳中风，阳浮而阴弱。阳浮者，热自发；阴弱者，汗自出。啬啬恶寒，淅淅恶风，翕翕发热，鼻鸣干呕者，桂枝汤主之。”

这一条重列于正文之前，作：

“太阳中风，阳浮阴弱，发热汗出恶风，鼻鸣干呕者，桂枝汤主之。第一。”

其字句已较正文简化。条文中“第一”两字，即指此条是本篇的第一法。此条条文之下又注有：

“五味。前有太阳病一十一证”。

“五味”指桂枝汤的药味数，“前有太阳病一十一证”，即指“太阳之为病，脉浮，头项强痛而恶寒”至“病人身大热，反欲得衣者，热在皮肤，寒在骨髓也；身大寒，反不欲近衣者，寒在皮肤，热在骨髓也”的一十一条条文而言。《校定伤寒论》从《太阳上篇》起至《发汗吐下后篇》，每篇篇名之下均注有合若干法，计：

《太阳上篇》合一十六法；《太阳中篇》合六十六法；《太阳下篇》合三十九法；《阳明篇》合四十四法；《少阳篇》无；《太阴篇》合三法；《少阴篇》合二十三法；《厥阴篇》合一十九法；《霍乱篇》合六法；《阴阳易差后劳复篇》合六法；《不可发汗篇》合一法；《可发汗篇》合四十一法；《发汗后篇》合二十五法；《不可吐篇》无；《可吐篇》合二法；《不可下篇》合四法；《可下篇》合四十四法；《发汗吐下后篇》合四十八法。

合之仅得387法，与序言之数不符，显有脱误。兹就高保衡等所定体例作为标准，将《伤寒论》第五篇至第二十二篇条文全部核对一过，得出脱误条文计有10条如下：

《太阳上篇》有2条：

“太阳病，头痛至七日以上自愈者，以行其经尽故

也。若欲作再经者，针足阳明，使经不传则愈。”（重庆市中医学会本第8条）

按照体例，出具体针刺治法者算作“法”，本条出针足阳明治法，应列法中。

“问曰：证象阳旦，按法治之而增剧，厥逆，咽中干，两胫拘急而谵语。师曰：言夜半手足当温，两脚当伸。后如师言，何以知此？答曰：寸口脉浮而大，浮为风，大为虚，风则生微热，虚则两胫挛，病形象桂枝，因加附子参其间，增桂令汗出，附子温经，亡阳故也。厥逆咽中干，烦躁，阳明内结，谵语烦乱，更欲甘草干姜汤。夜半阳气还，两足当热，胫尚微拘急，重与芍药甘草汤。尔乃胫伸，以承气汤微溏，则止其谵语，故知病可愈。”（重庆市中医学会本第30条）

按照体例，条文出方治者算作“法”，本条出甘草干姜汤、芍药甘草汤、承气汤方治，应加入。（本条与原文上一条是内容重复的，但按照《校定伤寒论》的体例，重复的条文仍应算入。）

《太阳中篇》有2条：

“病发热头痛，脉反沉，若不差，身体疼痛，当救其里，四逆汤方。”（重庆市中医学会本第92条）

“伤寒中风，有柴胡证，但见一证便是，不必悉具。凡柴胡汤病证而下之，若柴胡证不罢者，复与柴胡汤，必蒸蒸而振，却复发热汗出而解。”（重庆市中医学会本第101条）

《阳明篇》有1条：

“阳明病，下血谵语者，此为热入血室，但头汗出者，刺期门，随其实而写之，濈然汗出则愈。”（重庆市中医学会本第216条）

《少阳篇》有1条：

“本太阳病不解，转入少阳者，胁下鞕满，干呕不能食，往来寒热，尚未吐下脉沉紧者，与小柴胡汤。”（重庆市中医学会本第266条）

以上4条，出四逆汤、柴胡汤、刺期门法及小柴胡汤等方治，按照体例应加入。

《可吐篇》有3条：本篇篇名下注曰：“合二法，五证”，与正文不合。考本篇仅七条，原文是：

第1条：“大法，春宜吐。”

第2条：“凡用吐法，中病便止，不必尽剂也。”

上2条，未出方治，按照体例，当然是“证”。

第3条：“病如桂枝证，头不痛，项不强，寸脉微浮，胸中痞硬，气上撞咽喉，不得息者，此为有寒，当吐之。”

第4条：“病胸上诸实，胸中郁郁而痛，不能食，欲使人按之，而反有涎唾，下利日十余行，其脉反迟，寸口脉微滑，此可吐之，吐之利则止。”

第5条：“少阴病，饮食入口则吐，心中温温，欲吐复不能吐者，宜吐之。”

第6条：“宿食在上管者，当吐之。”

第7条：“病手足逆冷，脉乍结，以客气在胸中，心下满而烦，欲食不能食者，病在胸中，当吐之。”

以上5条，只说“当吐之”或“此可吐之”不出具体方治，按照一般体例，都不应算作法，然论中吐法仅有瓜蒂散一方，说“当吐之”无异指用瓜蒂散，等于出具体方治，可以算作“法”。据此而言都有五法，不是二法。原注说：“合二法，五证”，误；应该说：“合二证，五法。”王安道也说：“可吐篇都有五法，其止言二法者，恐误也。”

《不可下篇》有1条：

“得病二三日，脉弱，无太阳柴胡证，烦躁，心下鞕，至四五日，虽能食，以小承气汤少少与，微和之，令小安，至六日，与承气汤一升。若不大便六七日，小便少者，虽不受食，但初头鞕，后必溏，未定成鞕，攻之必溏。须小便利，屎定鞕，乃可攻之。”

本条重见于《阳明篇》，但字句略异，《阳明篇》作：

“得病二三日，脉弱，无太阳柴胡证，烦躁，心下鞕，至四五日，虽能食，以小承气汤，少少与微和之，令小安，至六日，与承气汤一升。若不大便六七日，小便少者，虽不受食，但初头硬，后必溏，未定成鞕，攻之必溏，须小便利，屎定鞕，乃可攻之，宜大承气汤。”（重庆市中医学会本第251条）。

在《阳明篇》的1条算作1法，因为出有小承气、大承气方治。在本条虽不出大承气方治，但仍出有小承气方治，以彼例此，仍应算作1法。

据此，原有计数387法，加入脱误条文10法，恰为397法。但是，高保衡等所定397法的体例是不合理的。首先，是重复问题，《不可发汗》以下等篇诸法，绝大多数与《太阳》等篇重复，一法两数者约计之有160余法之多。其次，目乱体例，例如：《太阳上篇》“太阳病三日，已发汗，若吐，若下，若温针，仍不解者，此为坏病，桂枝不中与之也，观其脉证，知犯何逆，随证治之。”“桂枝本为解肌，若其人脉浮紧，发热汗不出者，不可与之也，常须识此勿令误也。“算作一法，按照他条体例，从反面提出不可与某某汤者，不称为法，此条都算作一法，误。《太阳下篇》:“妇人伤寒发热，经水适来，昼日明了，暮则谵语，如见鬼状者，此为热入血室。无犯胃气及上二焦，必自愈。”“病胁下素有痞，连在脐傍，痛引少腹，入阴筋者，此名脏结，死。”以上两条，不出具体方治，俱称为法，误。又《可下篇》:“结胸者，项亦强，如柔痉状，下之则和。”算作一法。此条重见于《太阳下篇》，字句有异，作“病发于阳而反下之，热入因作结胸；病发于阴而反下之，因作痞也。所以成结胸者，以下之太早故也。结胸者，项亦强，如柔痉状，下之则和，宜大陷胸丸。”在《太阳下篇的一条，出有大陷胸丸方治，固应算作“法”，此处不出方治，都亦算作一法，与体例不合，亦误。但自乱体例之处尚不多，仅上面所举4例而已。重要的是这样简单地、机械地以出方治的条文称为“法”，不出方治的条文不称为“法”，是否合乎《伤寒论》的精神，很值得商讨。须知《伤寒论》全书贯彻辨证论治的精神，处处有法，正如王安道所说:“若以法言，则仲景一书无非法也，岂独有方者然后为法哉；且如论证论脉，与夫谆谆教戒，而使人按之以为望闻问切之准则者，夫其不可不谓之法乎”！

至于《伤寒论》113方，都有确数可寻，按照论中出方先后的次序排列，这113方应为：

(1)桂枝汤；(2)桂枝加葛根汤；(3)桂枝加附子汤；(4)桂枝去芍药汤；(5)桂枝去芍药加附子汤；(6)桂枝麻黄各半汤；(7)桂枝二麻黄一汤；(8)白虎加人参汤；(9)桂枝二越婢一汤；(10)桂枝去桂加茯苓白术汤；(11)甘草干姜汤；(12)芍药甘草汤；(13)调胃承气汤；

(14)四逆汤;(15)葛根汤;(16)葛根加半夏汤;(17)葛根黄芩黄连汤;(18)麻黄汤;(19)小柴胡汤;(20)大青龙汤;(21)小青龙汤;(22)桂枝加厚朴杏子汤;(23)干姜附子汤;(24)桂枝加芍药生姜各一两人参三两新加汤;(25)麻黄杏仁甘草石膏汤;(26)桂枝甘草汤;(27)茯苓桂枝甘草大枣汤;(28)厚朴生姜半夏甘草人参汤;(29)茯苓桂枝白术甘草汤;(30)芍药甘草附子汤;(31)茯苓四逆汤;(32)五苓散;(33)茯苓甘草汤;(34)栀子豉汤;(35)栀子甘草豉汤;(36)栀子生姜豉汤;(37)栀子厚朴汤;(38)栀子干姜汤;(39)真武汤;(40)禹余粮丸(《校定伤寒论》注明"方本阙",但出本方的条文算作一法);(41)小建中汤;(42)大柴胡汤;(43)柴胡加芒硝汤;(44)桃核承气汤;(45)柴胡加龙骨牡蛎汤;(46)桂枝去芍药加蜀漆牡蛎龙骨救逆汤;(47)桂枝加桂汤;(48)桂枝甘草龙骨牡蛎汤;(49)抵当汤;(50)抵当丸;(51)大陷胸丸;(52)大陷胸汤;(53)小陷胸汤;(54)文蛤散;(55)白散;(56)柴胡桂枝汤;(57)柴胡桂枝干姜汤;(58)半夏泻心汤;(59)十枣汤;(60)大黄黄连泻心汤;(61)附子泻心汤;(62)生姜泻心汤;(63)甘草泻心汤;(64)赤石脂禹余粮汤;(65)旋覆代赭汤;(66)桂枝人参汤;(67)瓜蒂散;(68)黄芩汤;(69)黄芩加半夏生姜汤;(70)黄连汤;(71)桂枝附子汤;(72)去桂加白术汤;(73)甘草附子汤;(74)白虎汤;(75)炙甘草汤;(76)大承气汤;(77)小承气汤;(78)猪苓汤;(79)蜜煎方(《校定伤寒论》注明猪胆方附);(80)茵陈蒿汤;(81)吴茱萸汤;(82)麻子仁丸;(83)栀子柏皮汤;(84)麻黄连翘赤小豆汤;(85)桂枝加芍药汤;(86)桂枝加大黄汤;(87)麻黄细辛附子汤;(88)麻黄附子甘草汤;(89)黄连阿胶汤;(90)附子汤;(91)桃花汤;(92)猪肤汤;(93)甘草汤;(94)桔梗汤;(95)苦酒汤;(96)半夏散及汤;(97)白通汤;(98)白通加猪胆汁汤;(99)通脉四逆汤;(100)四逆散;(101)乌梅丸;(102)当归四逆汤;(103)当归四逆加吴茱萸生姜汤;(104)麻黄升麻汤;(105)干姜黄芩黄连人参汤;(106)白头翁汤;(107)四逆加人参汤;(108)理中丸;(109)通脉四逆加猪胆汁汤;(110)烧裩散;(111)枳实栀子汤;(112)牡蛎泽泻散;(113)竹叶石膏汤。

以上113方，其中《太阳中篇》禹余粮丸一方，有方名，无药味，故《校定伤寒论》注曰:“方本阙”。其序言说:“除重复，定有一百一十二方。”是已经除去禹余粮丸来计算的。但《阳明病篇》土瓜根方亦缺，猪胆方的药味及用法完整无缺，本可独立成方，《校定伤寒论》作附方论，附在蜜煎方之后。则《伤寒论》方，按其实数，仍为113方。所以陈修园说:“其一百一十三方之数，宋元旧本，与近本俱同，无须赘论。”但近人都又有不同的看法，有人以为缺少的一方是人参汤，如肖熙《关于伤寒论397法113方》一文（见《上海中医药杂志》1956年4月号），根据理中丸方后有作汤加减法一段文字，认为理中丸之外，必别有理中汤，好象抵当汤、丸分为两方一样。虽则原文中“然不及汤”等说法，是后人注解的口气，但其加减法及服法，仍应该是被漏列的原文。并引证《太阳下篇》“伤寒服汤药，下利不止，心下痞硬。服泻心汤已，复以他药下之，利不止，医以理中与之，利益甚。理中者，理中焦，此利在下焦”的条文中只言“医以理中与之”，不言汤与丸，则理中之方，必有汤与丸的分别云云。按：肖氏所持的论据是不充分的，第一、论中理中丸方后“然不及汤”四字，显然是后人注解的口气，肖氏也认识到这一点，不知何以语气一转又转到“但其加减及服法，仍应该是被漏列的原文”？其次，肖氏以《太阳下篇》的条文只言“医以理中与之”，遂断定“则理中之方必有汤与丸的分别”，又何所见而云然？若准此而言，则论中“桂枝不中与之也”、“先与小柴胡”、“宜服四逆辈”等说法，看成为桂枝、小柴胡、四逆等方都有汤丸的分别，可乎？即果如所言，理中有汤与丸的分别，也只能说是一方而不是两方，不能与抵当汤、丸分为两方同例看待，因为前者药味相同，分量无异，服用量也很接近；后者药味虽同，分量轻重有别。所以认为113方中缺少人参汤一方未免求深反凿。也有认为113方减人参白虎汤重复，实为112方（见《中医杂志》1955年11月号郑侯业:《伤寒论类方对比》），理由亦不充足，已有人提出不同意见，兹不赘述。

结　语

由于目前通行的《伤寒论》本，多起自《太阳上篇》，终于《阴阳易差后劳复篇》，适得398节条文，与397法之数接近。陈修园《伤寒论浅注》本又有意改成397节，谓一节即是一法。这样就很容易使人看成《伤寒论》397法即指条文而言，其实却不是这回事，故辨之如上。须知397法之说，在宋时习俗相传，本无确数，高保衡等校定《伤寒论》的时候，因循旧说以实其数，所定标准根本不甚合理。且进一步言，学习《伤寒论》，应学习它的精神，着眼于大方大法，若枝枝节节而求之，即使不差秒忽，亦诚如陆九芝所说："何补于古人，何益于来者。"我们千万不能脱离实际，钻到牛角尖去。至于113方，虽有确数，亦应加减变化，活法在人。所谓397法、113方，个人以为应作如是观。

温病论治

温病的论治，应以卫、气、营、血为纲领。"在卫汗之可也，到气才可清气，入营犹可透热转气，……入血就恐耗血动血，直须凉血散血"。尽管四时温病发病的季节各有不同，症状也各有特异之处，但它们却有一个共同的发展规律，就是叶天士所说的"卫之后方言气，营之后方言血"，可以依据它作为基础，再结合《伤寒论》的"六经"、《温病条辨》的"三焦"，进行辨证论治。但必须指出，所谓卫、气、营、血之区分，重点是在表示邪气所在之浅深，作为施治之标准，并非所有温病，都是这样地一步深入一步的。它们是可以传，也可以不传，可以从气分下行为顺传，亦可以入营分内陷为逆传；在病程经过中，随时有外解的机会，也随时有内陷的可能。这些不同的变化，与邪正两方面都有关系，因素是异常复杂的。其次，卫、气、营、血的界限，在临床症状的表现上，也不可能划分得一清二楚，卫——气、气——营、营——血，每多相兼同病。在性质上也并不存在着不可逾越的鸿沟。分而言之，有卫、气、营、血四个层次；合而言之，气又可以统卫，血又可以统营。其较多见的传变与转变的情况，可图示如下：

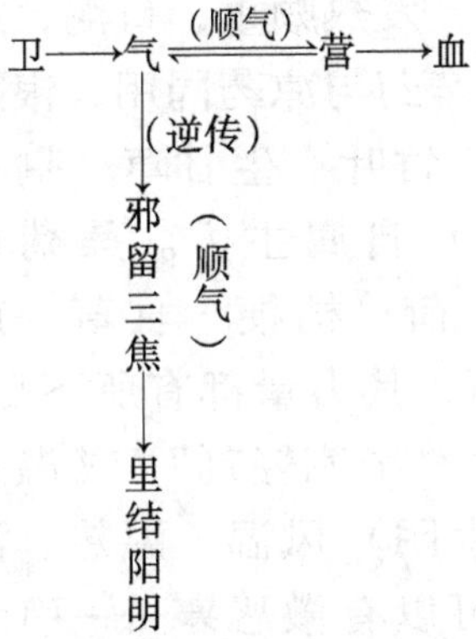

说明

（1）由卫气而入营血，是病情进展的指征

（2）由营血而出气分，是病情有轻减之趋势

（3）营分为病情轻重转化之关键

本文所论，即以卫、气、营、血为纲，参考古人及时贤的论说，结合个人临床体会，谈谈温病的论治。

（一）卫分论治

温邪上受，首先犯肺，肺合皮毛，属卫主表、发热微恶寒，脉象浮数，舌苔薄白，无汗或有汗不畅，为温邪在卫之基本证候；“在卫汗之可也”，治宜解表。解表的目的是开泄腠理，祛邪外出。由于温邪热变最速，解表之际，必须同时佐以清化，以免化燥伤津，所以温病之解表，宜辛凉而不宜辛温；但凉药又不宜用之过早与过多，章虚谷说：始初解表，用辛，不宜太凉，恐遏其邪，反从内走也。临床实际应用上，对温病初起的解表，多用“辛平表散”，葱豉汤是其主方；刘河间、叶天士等，都赏用此方，认为即是“辛凉解表”之方。其实，葱白辛温，但辛而带润，温而不燥，豆豉为黑豆蒸署曝晒而成，苦寒的性味经过蒸晒已转微温，应为微辛微温之剂，正合“辛平表散”之用。表证较重者可加荆芥、防风，内热较重者可加黄芩或山栀、连翘；总之，可以随证加减。至于“辛凉解表”法，则用于表热现象已较显著者，如恶寒甚轻，发热颇重，口渴，或烦或咳，舌边尖带红等症，当以辛药与凉药同用，银翘散（银花　连翘　桔梗　薄荷　竹叶　生甘草　荆芥穗　淡豆豉　牛蒡子　鲜芦根）自属主方。桑菊饮（桑叶　菊花　杏仁　连翘　薄荷　桔梗　甘草　芦根）则无论解表或清热这两方面，其力量都有所不足，只适宜于轻证，吴鞠通称此方为“辛凉轻剂”。《温病条辨·上焦篇》说：“太阴（手太阴）风温、温热、温疫、冬温，……但热不恶寒（可以有微恶寒——引者注）而渴者，辛凉平剂银翘散主之。”又说：“太阴风温，但咳，身不甚热，微渴者，辛凉轻剂桑菊饮主之。”可见桑菊饮之所主，是但咳、身不甚热、微渴，文中“但、微、不甚”等字样，都堪着眼，与银翘散所主之“但热、不恶寒而渴”，自有不同。但在临床应用上，此两方既可以合用，又很少全用，如上海已故名医夏应堂先生的用法是：当温病在卫、气分时，桑叶常用，而菊花则必须夹有肝阳才用；连翘常用，而银花则以清热解毒为主，大多用于热象显著兼有喉痛赤肿等证，否则尚嫌太凉。诚属很宝贵经验之一。总之，银翘、桑菊，都应随证加减，但辛散药与清热药同用则是一个原则。

解表所要达到的作用是出汗，但出汗又不是一个目的，而是祛邪外出的一种手段，正如戴北山所说：“汗法不专在乎升表，而在乎通其郁闭，和其阴阳……必察其表里无一毫阻滞，乃汗法之万全，此温证汗法大不同于风寒也。”因此，使用解表之法，辛胜即是汗药，然必察其所受之邪，系属何因而定其法。寒则宜辛温，热则宜辛凉，湿则宜配以芳香，燥则宜配以滋润；至其变化，则有扶阳以解表、助气以解表、滋阴以解表、养血以解表等，此则又应量病人正气不足之情况而施以不同之法。大多数温病，须由汗出而解（包括战汗），在卫分时期，汗出而病解者，病势尚轻；在气分时，清气分之热常能汗解；里气通，大便得下，亦常能汗出而解；甚至在营分、血分时，投以清营凉血之药，亦能通身大汗而解。可见得汗为邪热外达的表现，但其方法甚多，并非只有使用表药一途；在某些情况下，且不是使用表药所能求致者，若强责其汗，必致化燥伤阴。但在卫分时开泄其腠理，在气分时开展其气机，甚至入营时犹可"透热转气"，则又是望其得汗而解了。所以温病忌汗而又最喜汗解，这也是辨证的统一。

（二）气分论治

温邪在卫分时，若不能外解，邪从热化，即为由卫入气。邪在气分的过程较长，邪热可以始终在气分留恋，可以顺传入胃，可以逆传入营，包括多种证候类型，分述如下：

1. 邪入气分化热　以恶寒消失、有汗而身热不退或增高（如原有烦渴或咳嗽等症，这时更见增剧）、舌苔或白或黄、小溲黄赤等为其基本证候，便须清其气热。但在具体应用时复有"轻清气热"与"大清气热"之别，各有不同的适应证。

（1）轻清气热：适用于邪热开始入气。证见身热不退，心烦，懊侬，脉数，苔黄，溲赤等；以栀豉汤为主方。章虚谷说的"清气热不可寒滞，反使邪不外达而内闭"，即指此证而言。实际上这一时期，正是从卫分到气分的过渡阶段，用药亦应与之相应；所谓"轻清气热"，亦可看作是"辛凉解表"，方中酌减表药之方，如用苦寒重剂，反过病所。栀豉汤以山栀、豆豉相伍，山栀轻泄，豆豉透达，最为适宜。王孟英赏用此方，认为伍以竹叶清暑热，配以蔻仁宣秽恶；湿甚者臣以滑石、厚朴，热胜者佐以黄芩、黄连，同木瓜、扁豆则和中，合甘草、鼠粘而化毒。倘若气分大热或里热炽盛者，就非本方所能为力，自不可避重就轻，滥用"轻清气热"之法而贻误病机。

(2) 大清气热：适用于气分大热。症见壮热，汗大出，大渴，脉洪大而数，舌苔白而干燥等。本证为热盛伤津，白虎汤（石膏　知母　甘草　粳米）清热保津，是其主方，用之得当，有立竿见影之妙。无汗者忌用白虎，但如肌热烙手而无汗者，加葛根以解肌，则不在此例。如汗多气喘，脉洪大而虚，加人参以益气阴；如症见身重胸痞、舌苔白腻有夹湿之征者，可加苍术；如证似温疟，时有形寒，肢节烦疼，舌质不红绛者，可加桂枝。此为白虎常用之加减法。

2. 邪留三焦　是在卫分期后出现的另一种气分证，多属温邪夹湿留恋三焦之候，病程较长，其证如寒热往来或起伏，四肢倦怠，胸胁满闷，小便不利，……都可能错综出现。脉无定体，各随证见。舌苔多见白腻微黄。叶天士《温热论》说："再论气病有不传血分，而邪留三焦，亦如伤寒中少阳病也，彼则和解表里之半。此则分消上下之势，随证变法。"即指此种类型。叶氏以伤寒、温病对待立论，伤寒从横看，治宜和解表里为主；温病从竖看，治宜分消上下之势为主。其实，同属半表半里之证。证情较多变化，故须随证变法，而和解少阳，清利湿热，则为常用之法。

（1）和解少阳：适用于寒热往来或起伏，胸胁苦满，心烦，口苦，喜呕，脉弦细，苔白或黄之证。宜用小柴胡汤加减，柴胡则为本证专药。陈平伯说："少阳一经，居半表半里之界，凡伤寒在经之邪，由阳入阴者，每从兹传入，名曰'阳枢'，不离半表而仍不主乎表，故不可发汗；不离半里而又不主乎里，故不可吐下。惟小柴胡和解一法，为本经的对之方。然病机有偏表偏里之殊，即治法有从阴从阳之异。所以麻、桂、承气无加减，而小柴胡不可无加减也。总之，往来寒热，为本经所必有之证，故柴胡一味，为本方所不减之药，其余则出入加减，随证而施。"但自张凤逵有柴胡劫肝阴一说之后，叶天士、吴鞠通、王孟英等附和其说，将柴胡列为温病禁药。遂致后人畏忌柴胡而不敢用。其实柴胡是疏达腠理之主药，配以黄芩等泄热之药，只要既见少阳证、用之何至于劫肝阴。其次，三焦为表里之气升降出入之道路，而水道亦由三焦而行，邪留三焦，或胸胁满闷，或小便不利，此当展其气机，虽温邪不可用凉药遏之，和解方中往往配以分消走泄之药，如杏、朴、苓、温胆之类，辛平甘苦，以利升降而转气机。然必审其湿重于热，或热有所附丽，始为适宜；若湿已开、热已透、火已盛，仍漫投之，则此等香燥之品，如火上添薪，酿成火旺生风，发生痉厥之变，亦不可不防。所谓劫胆汁、烁肝阴，可能就是指这些变化而言。

（2）清利湿热：适用于湿热留恋三焦，身热起伏而不退，四肢倦怠，胸闷，尿赤，微渴，舌苔淡白或厚腻或干黄等证。可用甘露消毒丹（滑石　茵陈　黄芩　石菖蒲　川贝　木通　藿香　射干）。王孟英说："此治湿温时疫之主方也，……仲夏温湿蒸腾，更加烈日之暑，烁石流金，人在气交之中，口鼻吸受其气，留而不去，乃成湿温疫疠之病，而为发热倦怠，胸闷腹胀，肢酸，咽肿，斑疹，身黄，颐肿，口渴，溺赤，便秘，吐泻……等证，但看病人舌苔淡白、或厚腻、或干黄者，是暑湿热疫之邪尚在气分，悉以此丹治之立效。”

3. 里结阳明　温热邪在气分，不从外解，必致里结阳明。须用通下之法，常用的有：

（1）苦寒通下：适用于阳明府实，腹满痛，大便秘结，或泻利不爽，大便热臭，肛门灼热，脉实，苔黄厚或焦黑起刺，甚则潮热谵语等证。可选用三承气。但由于温病里实，多见高热伤津，攻下之药须避苦燥，故单纯使用大、小承气汤的机会较少，用调胃承气汤（大黄　芒硝　甘草）或合三承气于一方，为三一承气汤（大黄　芒硝　枳实　厚朴　甘草）的机会为较多。

（2）增液润下：适用于津液枯竭，大便秘结，舌干口渴，或阳明府实下后下证复现，脉不甚沉，或沉而无力之证。可用增液汤（元参30克　麦冬24克　鲜生地24克。水八杯，煮取三杯，口干则与饮，令尽。不便，再作服。）治疗温病以存津液为第一要著，凡里结阳明便秘，而脉不沉实，腹不硬痛，审系胃府液干之秘，难任承气攻下者，宜用增液。此方妙在寓泻于补，以补药（滋阴）之体，作泻药之用，既可攻实，又可防虚。亦可与硝、黄合用。

（3）凉膈散热：适用于风火上炎，中焦燥实，气热烁津，烦渴烦热，目赤头眩，口疮唇裂，便闭尿赤，脉数，舌心干，四边色红，中心或黄或白而燥等证。可用凉膈散（芒硝　大黄　栀子　连翘　黄芩　甘草　薄荷　竹叶　白蜜），表里双解，宣散气热，通下存津。

(4) 邪正合治：适用于温病后期，邪实正虚，羸弱之体，虚细之脉，而又见当下之证，若单用攻下之药往往下之不通，且下后亦致暴脱，可用新加黄龙汤（鲜生地　生甘草　人参另煎　大黄　芒硝　元参　麦冬　当归　海参　姜汁）。以参、草、当归补气血，防其下后暴脱；以冬、地、海参滋津液；以硝、黄逐邪；以姜汁宣通胃气，所以代枳、朴之用。但原方不必用全，可加减用之。

温病之应用下法，主要目的是逐邪热，下燥屎，除积滞还在其次。吴又可说："应下之证，见下无结粪，以为下之早，或以为不应下而误投下药，殊不知承气本为逐邪，而非专为结粪设也。也必俟其粪结，血液为热所搏，变证迭起，是犹酿病贻害，医之过也。况多有溏粪失下，但蒸作极臭，如败酱如藕泥，临死不结者，但得秽恶一去，邪毒从此而消，证脉从此而退，岂徒孜孜粪结而后行哉。……要知因邪热致燥结，非燥结而致邪热也。……总之，邪为本，热为标，结粪又其标也。能早去其邪何患其燥结乎？"所谓"温病下不嫌早"，即是从这个意义上来说的。但吴氏所论，原从温疫立说，故主承气峻下，而温病用下，下之宜轻，且必验之于舌，或黄甚，或如沉香色，或如灰黄色，或老黄色，或中有裂纹，同时证见大腹或满或胀或痛，方可用之，不得拘于"温病下不嫌早"之说而妄用下法。误下之弊，在初期可使表热内陷，致成结胸、痞气；在后期或为伤阴，或致暴脱，后果更为严重，必须慎重行之。下之既要得其时，又要得其法。得其时谓不宜失下，不宜妄下；得其法谓审证候之缓急，缓证缓下，急证急下；度邪正之虚实，邪实而正不虚者，可用攻下；邪实而正虚者，宜用黄龙，增液。察其积滞之为何物，食滞者兼以消食，痰壅者兼以涤痰，瘀停者兼以通瘀。各有不同的具体方药。

（三）营、血论治

邪热由气内陷入营，以见舌色红绛、脉数、烦躁为特征；甚则发斑发疹，神昏谵妄，痉厥动风。邪入营分，须用犀角、元参等以清解营分热邪，一般称为“清营法”。但在乍入营分之时，每多气分之邪未罢，犹可开达，使其转出气分而解。清营法，可以分为透热转气、清营泄热两个步骤。病入营分，往往津液被劫，神昏窍闭，痉厥动风，所以清营法常与开窍，熄风，滋阴等法配合应用。

1．透热转气：适用于邪初入营，症见斑疹隐隐，灼热心烦，脉数舌红绛等。《肘后》黑膏为适应之方。原方由生地、豆豉、猪脂、雄黄、麝香等药组成，一般仅用鲜生地、豆豉两味。生地清营凉血，豆豉透热达邪，二味同用，取其清营而不滞邪，透邪而不伤阴。再随证配合凉血、滋阴、开窍、熄风、解毒、化痰之品，以治邪热入营，神昏谵语、痉厥动风等症，甚为恰当。据张镜人同道的介绍：用黑膏的主要指征，为脉洪数或弦数，舌苔黄糙腻，灰糙腻，边尖露红，或焦黑燥裂，质绛，并有一套具体加减使用之法，见《伤寒临证心传》（中医杂志 1961，4）。

2．清营泄热：适用于热在营中，舌绛而干，烦躁不眠，发斑发疹，甚至神昏谵语等证。本证为热入营分之正证，主以清营汤，用犀角、鲜生地、元参、丹参、黄连入心营之药以清热解毒为主，配以竹叶、银花、连翘之透泄。如舌质光绛无苔者，宜去黄连，以其苦燥伤阴也。

至于邪入血分的证候与邪入营分的证侯很难绝对划分，惟有轻重之别。叶天士说："入血就恐耗血动血，直须凉血散血。"常可见到失血（包括吐血、衄血、便血及妇人经水妄行），昏狂、斑疹色黑、舌色深绛等严重症状，表示热重、毒重、迫血妄行，宜凉血解毒，自以犀角地黄汤（犀角　鲜生地　丹皮　赤芍）为主方。

（四）气血两燔的治法

气血两燔证多见于温疫、温毒等类型疾病，出现壮热、烦渴、狂躁、昏谵、吐衄、头痛如破、斑疹色紫，或咽喉溃烂，或头面肿大，脉象洪数，舌质干绛起刺，舌苔黄黑糙腻等症。治宜气血双清，兼以解毒，清瘟败毒饮（石膏　鲜生地　犀角　川连　栀子　桔梗　黄芩　知母　赤芍　元参　连翘　甘草　丹皮　鲜竹叶）为其适应之方。本方用十二经泄火之药而以重用石膏清胃火为主，实际是清气、清营、凉血等法的复合使用，因为这种病情，往往邪气弥漫，症情险恶，必须紧急处理，剂大药重。但可加减用之。其较轻者可用犀角地黄汤合白虎汤，或化斑汤（白虎汤加犀角、元参），或白虎加地黄汤，量证而施。

（五）开窍药的选用

温邪入营，多见神昏窍闭；但是见到神昏窍闭，不一定都是邪入营分所致。石芾南说："邪传心包，神昏谵烦，亦须辨舌苔。如舌苔黄腻，仍属气分湿热，内蒙包络；……更有邪传包络，化燥伤阴，神昏谵妄，舌赤无苔。此证与前证同一神昏，而虚实相反，前系舌苔黄腻，湿热明征；此系舌赤无苔，伤阴确据。斯时用药，最要空灵，神昏为内闭之象，闭则宜开；心宫乃虚灵之所，虚则忌实。”说明了神昏与窍闭之证，必须辨清原因，然后对证施治。一般应辨别者为：“胃热熏蒸心包”、“温邪内陷心包”和“痰浊蒙蔽心包”三种，列表（表1）如下：

表1　三种病机的症状比较

病机 症状	胃热熏蒸心包	温邪内陷心包	痰浊蒙蔽心包
神志	谵语或狂躁	昏迷多兼痉厥	昏迷或似明似昧
热象	日晡潮热或高热	高热	热不甚高或表热不壮
大便	多秘结或热结旁流	一般无明显变化	可能溏泄
腹部	硬满痛	无明显症状	无明显症状
脉象	沉实	细数弦数	濡数、滑数
舌苔	苔黄燥或黄厚腻	舌纯绛鲜泽或干绛少苔或有黄白苔，但底必绛	苔白腻满布或黄腻垢浊

神昏一证，除单纯胃热熏蒸心包者，可以用通下之法外，一般应用开窍之法，选用芳香通灵的药物制成的成药，以清透邪热，泄化痰浊，达到苏醒神志的目的。大致温邪内陷心包，多选用至宝丹、牛黄丸、紫雪丹、神犀丹，与清营药如清营汤、清宫汤（元参心　莲子心　竹叶卷心　连翘心　犀角尖　麦冬）等配合应用；

痰浊蒙蔽心包，多以至宝丹与化痰药如菖蒲、郁金等配合应用。这几种常用的成药性能如下：

①至宝丹：开窍作用最强，对一切闭证都可使用。但须随证配合清营、凉血、泄热、滋阴、解毒、化湿、祛痰之品。②牛黄丸（包括安宫牛黄丸、万氏牛黄丸）：开窍清营作用并重，适用于温邪内陷心包，神昏谵语，唇焦目赤，口干舌绛苔糙之证。③紫雪丹：清营为重，开窍次之，兼有息风通下作用。适用于高热神昏，痉厥动风，舌绛，苔黄糙或焦黑之征。④神犀丹：解毒透斑为主，开窍较差。适用于发斑疹，神昏，烦躁，舌色干光或紫绛之证。

此外，过去上海地区较通行的一种成药，名玉雪救苦丹，有开窍兼透散作用。据张镜人同道的介绍，它的适应证，必须是壮热无汗或汗出极少，脉紧数、弦数，舌苔白腻满布或黄白垢腻相杂，体质比较坚实，湿痰素盛的初期患者，最属对证。轻者半粒至一粒，重者二粒。服后有体若燔炭，汗出而散之效。全方为48味药组成。我院已故院长程门雪氏对此方评价说："牛黄、至宝、神犀大旨相近，独玉雪救苦丹乃大异，既不用羚羊、犀角，且其间清温解热药味亦少，分量既皆平均，则余药量多，温燥力大，清寒功浅矣。其意似重辛芳开泄，辟浊通结，与宋人所定辟秽、解疫毒方颇相近，与后世诸丹丸类偏清温解热者，诚大异也。又似三消饮、防风通圣散等方意，寓解表通里，和中化浊，清热开闭于一方之中而稍重辛开为主，药味虽杂，分之亦有理解，此方用之得当，确有捷效，不可以其芜而忽之也。"

（六）温病动风证治

在温病过程中，由于热极生风，或热邪久羁，却烁其阴，常见手足抽搐或痉厥瘈疭，统称动风。但有虚实之分，列表（见表2）比较如下。

表2　实风与虚风鉴别表

病机		实　风	虚　风
		热极生风，风火相扇	水不涵木，虚风妄动
主要脉证	抽搐	剧烈	较不剧烈
	热象	壮烈	热不甚壮
	脉象	弦数有力	弦数无力，重按不及或尺部不至
	舌苔	舌红，苔黄或焦黄	舌干绛或紫晦如猪肝，挟实者上罩焦黄焦黑苔

温病见到痉厥动风，一般用凉肝熄风或育阴潜阳以平息上僭之风阳。前者用于实风，药如羚羊、钩藤之属。但在营阴已伤时，必须与清营、凉血、开窍、滋阴等方药同用，才能达到息风的目的。例如薛生白治湿热证邪灼心包，营血已耗，见壮热、口渴、舌黄或焦红、发痉、神昏谵语或笑，用犀角、羚羊、连翘、生地、元参、钩藤、银花露、鲜菖蒲、至宝丹等；就是清营、泄热、滋阴、开窍、熄风同用的例子。后者用于虚风，由于温病深入下焦的时候，肝肾之阴多虚，阴虚阳亢，故起痉厥。育阴潜阳之方，即在滋阴养血等药物（如生地　阿胶　白芍）的基础上加入牡蛎、龟甲、鸡子黄等潜阳之品，如《温病条辨》之三甲复脉汤（炙甘草　生地　生白芍　麦冬　阿胶　麻仁　牡蛎　龟甲　鳖甲），大、小定风珠（大定风珠：生白芍　阿胶　龟甲　生地　麻仁　五味子　牡蛎　麦冬　炙甘草　鸡子黄

鳖甲。小定风珠：鸡子黄　阿胶　龟甲　童便　淡菜）等均可选用。

据有的杂志报导，用蝎尾、僵蚕、蜈蚣等虫类药物，治温病一类热性病的动风，有一定的疗效，但在温病学说的文献上，都较少记载使用，此系虫类药药性温燥，故少用于温病；其实，此等药味若与清热滋阴药适当配合同用，不致产生流弊。过去在小儿惊风病中就常常应用，但用于虚风，则不相宜。

（七）温热与湿热的不同治法

风温、暑温、秋燥、温毒等温病，邪气虽有兼挟，性质则同属温热。惟湿温一证，既受湿、又受热，而以湿为主体，湿为阴邪，热为阳邪，两种性质互相矛盾；在湿热氤氲一个时期内，其证治与一般温热有所不同。湿热留恋三焦，身热不退，法当和解清利，已见前段气分论治中。但湿热之邪，始虽外受，终归脾胃，如见胸闷、腹胀、渴不欲饮、呕恶、大便不爽或溏泄、溲短、舌苔灰白厚腻等证，是为湿多热少，治宜芳香化浊，如薛生白《湿热条辨》第10条：“湿热证，初起，发热汗出，胸痞口渴舌白，湿伏中焦，宜藿梗、蔻仁、杏仁、枳壳、郁金、苍术、厚朴、草果、半夏、干菖蒲、佩兰叶、六一散等味。”即为湿伏中焦之主方，但不须全用，宜随证加减出入。《温病条辨》有加减正气散五方治湿温，五方中其他药味俱有变动，惟藿香、厚朴、茯苓、陈皮四味不动，可见这四味实为治湿热病湿多热少之主药。湿渐化热转为热多湿少，或初起即见热多湿少者，其证如心下痞，按之或痛，口苦，或呕恶，大便秘结或泄泻，小溲短赤，舌尖边红绛，舌苔黄腻，脉象滑数；此为湿热互结中焦，治宜苦辛通降，可用小陷胸汤（黄连　栝蒌实　半夏）或《温病条辨》中的半夏泻心汤加减（半夏　黄芩　黄连　枳实　杏仁）或王氏连朴饮（黄连　厚朴炒山栀　半夏　鲜石菖蒲　豆豉　芦根）等。临床上常以黄芩配半夏、黄连配厚朴，苦辛合用，为开泄湿热之要药。

（八）滋阴是治疗温病的一大法

温病热象较重，最易津耗液竭，津液属阴，阴竭则阳愈亢，热愈炽。故温病以阴液之存亡，断其生死，所谓"留得一分津液，即有一分生机"；不可不及时为之防护。不论在卫、气、营、血任何时期，只要发现"劫津、伤阴"的情况，就须考虑用滋阴之法。"劫津"的现象发现较早，病情也比较轻，可用甘寒生其胃津；"伤阴"则多在后期，或在逆传之候，病情为重，需用咸寒增肾液之法。

1．甘寒生胃津：适用于邪在中焦气分，津液耗伤，见口渴、舌干齿燥；或病后胃阴虚，见口渴、舌红而干之证。

邪在中焦气分，在一般情况下，清热即所以保津，不一定用生津之药，但高热之下，往往燔灼胃阴，因而口渴甚，舌干齿燥，就必须加入甘寒濡润之品，如增液汤、五汁饮（梨汁　荸荠汁　鲜芦根汁　麦冬汁　藕汁或用蔗浆）中选用几味，以沃焦救焚。至于病后胃津伤，多用益胃汤（沙参　麦冬　冰糖　鲜生地　玉竹）。

2．咸寒增肾液：适用于热邪深入下焦血分，真阴消耗殆尽，舌色绛而不鲜，或淡红色而干枯，脉象虚数，甚则结代，口干舌燥，齿黑唇裂，耳聋，五心烦热；或心中震震，舌强神昏痉厥动风等证，宜用加减复脉汤（炙甘草　生地　生白芍　麦冬　阿胶　麻仁）；即炙甘草汤去参、桂、姜、枣之甘温补阳，加白芍酸寒敛阴，故云“加减复脉”。叶天士的温病治案中，多用此法，《温病条辨》即据此为治下焦温病之主方，为热邪劫阴之总司，或在少阴（肾），或在厥阴（肝），均宜复脉，因乙癸同源，故均主复脉汤。但病涉厥阴，阴虚阳亢，往往加入在龙、牡、龟板等镇摄潜阳之品。

滋阴之药，重点在乎甘寒濡润，常用生地、麦冬、沙参、玉竹、西洋参、石斛、芦根、梨汁、蔗浆之类，此等药味，不独养胃，亦能润肺，但润肺之品，选取其尤轻清者，取其滋而不腻，叶天士称为“上者上之”。同时这些甘寒濡润之品，不仅能滋养津液，还具有清热作用，在邪盛津伤之时，以苦寒清火为主，参以甘寒生津，滋清同用，功效尤著。至于肾阴将涸，急用甘寒复以咸润（省称咸寒），如地黄、门冬、阿胶、鸡子黄之属以救之。若阴枯火炽，证见烦热不得眠，舌红脉数，则须泻南补北，一面清火，一面滋阴，可用黄连阿胶汤（黄连　黄芩　阿胶　鸡子黄　白芍）。

在温病经过中，更有一种急性的亡津液，例如壮热，汗大出，脉散大，喘喝欲脱，是为“亡阴”急证（在暑温病中较多见）。津液暴亡，元气将随之而脱，须生津之药与培补元气之药同用，如生脉散之类以敛阳补气救阴，迟则元气散脱，即转“亡阳”之证了。

用滋阴法应予注意的是：必须见到阴液亏损之证，根据伤津轻重的程度而分别使用。若妄用滋阴，无益于阴液，反足以资邪热而助痰浊，所以叶天士有“慎勿用血药，以滋腻难散”之告诫，吴鞠通提出“壮火尚盛者，不得用定风珠复脉”之禁忌。须知温病虽宜刻刻顾其津液，但方法甚多，不能徒恃滋阴一法。泄卫透热、苦寒撤热、通下夺实，都可以保存津液，泻阳之有余即所以补阴之不足，这是一方面，另一方面，津液之化生有赖于阳气，人参、甘草，固为益气生津常用之药，在一定条件下，如阳亡而津不继时须先用附子等温药回阳，往往阳回而阴自复。温病常用滋阴，并不等于可以滥用滋阴，特别在湿温病，若尚未化燥而妄用之，助湿伤阳，后果是不太良好的。

（九）温病可以应用温阳之法

温病性质属热，本不当用温阳之法，用温阳之法是治其变证——亡阳。由于人之体质不同，病情可以转化，亦有汗下盛寒凉太过，伤其阳气，皆需用温药扶其阳气。所以温病用温阳法，固然不是常例，但也不是特异。例如：阳虚之人患湿温证，湿胜阳微，就要顾其阳气，特别在后期，湿热一去，阳亦衰微，更宜扶阳为主。

温病过程中亡阳之变，多属突然发生（汗下之后宜注意之种情况），但未尝不可以“见微之著”，凡病人平素阳虚，初起即见脉虚，小溲清白，精神逐渐转为昏沉，即宜防其伤阳或亡阳，至于肤冷汗出，脉象突转微细或突转躁疾者，更为亡阳虚脱之确证，当急温之，虽有他证，后治之。必须指出，温病之亡阳，原由热证变来，其本阴亦亏，若纯用刚药，须防阴阳脱离，当于阴中求阳，回阳之药须与护阴之药同用，如参、附与龙、牡、附子与阿胶同用，以及景岳六味回阳饮（附

子 干姜 炙甘草 人参 熟地 当归）之类，以收阴阳相济之妙。须知温病之亡阳，本属险证，阳不回者死，阳回而阴竭者亦死。故回阳之药必须用得恰如其分。同时在阳回之后，火复炽而阴欲竭者，即当投以救阴之药以治其本病。

结 语

一般来说，外感温病，如此看法，但各种温病，又有某些特殊和突出的地方，如：风温以咳为主证，肺经证状比较显著，在卫分气分时期，着重宣肺透热，麻杏甘膏，为此种温病在一定时期内的主方；暑湿以热渴为主证，白虎为主方；湿温始虽外受，终归脾胃，肠胃症状比较突出，须辨湿多抑热多，湿多者以芳香化浊为主，热多者以苦辛通降为主。温毒、温疫等病，以斑、疹、颐、喉为主证，热毒炽盛，清瘟败毒饮、神犀丹等为其主方，重在解毒。至于伏气温病，原属自里出表，传变无定，兹不详论，然其证候表现，要亦不出卫、气、营、血范围。总之，认识了卫、气、营、血的变化是各种温病的共同规律之后，逢到某些特殊的地方，自能一目了然，心中有数。所以，以卫、气、营、血作为辨证纲领，对于温病的论治，具有十分重要的意义。

论叶天士的《温热论》

（一）何谓辛凉轻剂

叶氏在《温热论》中有“肺合皮毛而主气，故云在表，初用辛凉轻剂”之语。后人遂以为叶氏治温病用药专尚轻淡，温病学派中自己也有这样看法。其实不然。银翘散一方虽然不一定出自叶氏，但总属“叶派”之方，方中银花、连翘就是清凉解毒之药，方后加味且有知母、黄芩、栀子之属，银翘散何尝轻淡？须知轻非轻淡之谓，是轻可去实之义。其具体用法，首先指发表药煎药时间不能过长，而宜频服。吴鞠通说得很清楚：“肺药取轻清，过煎则味厚而入中焦矣。病重者，约二时一服，日三服，夜一服；轻者三时一服，日二服，夜一服；病不解者，作再服。盖肺位最高，药过重，则过病所，少用又有病重药轻之患，故从普济消毒饮时时轻扬法。今人亦间有用辛凉法者，多不见效，盖病大药轻之故”（见《温病条辨》银翘散下注）。轻可去实，实际即指发汗，故叶氏在《温热论》中既云“初用辛凉轻剂”，又云“在卫汗之可也”。温病发汗所不同于伤寒者，一则辛凉，一则辛温，但用轻以去实则相同。“轻可去实，麻黄葛根之属是也”。故《汤头歌诀》说：“葛根汤内麻黄襄，二味加入桂枝汤，轻可去实因无汗，有汗加葛无麻黄”。将谓麻黄葛根是轻淡之剂乎？

再进一步论之，发汗之药不离乎辛，叶天士所谓“辛胜即是汗药”（见《临证指南·幼科安略》冬温条）。而辛胜之药虽不一定是麻桂，多少带点温性，故在治疗温病还须加用凉药，亦即清热药，这就是辛凉解表。故谓辛凉解表之方与辛温解表之方相比，发汗的力量较轻则可，谓竟是轻淡之剂则不可。这样说来，是不是叶氏就没有用轻淡之剂了呢？是又不然。《温热论》中提到的杏蔻橘桔等轻苦微辛流动之品，显然是轻淡之药。《温病条辨》中三仁汤、宣痹汤、三香汤等方，仿于叶氏，亦属轻淡之剂。俞东扶指出叶氏治暑，“每用滑石、芦根、通草、白蔻仁、杏仁等药，以暑气从鼻吸入，必先犯肺，故用轻清之品专治上焦。其西瓜翠衣、鲜荷叶及荷叶边汁、鲜莲子、绿豆衣、丝瓜叶、银花露、竹叶心等，皆取轻清以解暑邪之上蒙空窍，不犯中下二焦”；“其除气分之湿，用滑石、白蔻、杏仁、半夏、厚朴、瓜蒌皮为主。有热则加竹叶、连翘、芦根等，全取轻清之品，走气道以除湿”(见《古今医案按》暑门、湿门按语)。这种药看来轻描淡写，然而能治好病，有的还不是轻病。桑菊饮可算是轻淡之剂，蒲老用治张姓小孩患腺病毒肺炎，效果很好（见《蒲辅周医案》)；三仁汤，可算是轻淡之剂，疗效也较好，近年来报导很多。笔者也曾治一马姓患者，发热四个月不退，西医诊为病毒感染引起网状细胞增多症。初诊时一般情况尚可，脉濡、舌红、苔腻，一派湿热留连气分之证，始终用三仁汤合甘露消毒丹，出入三十余剂而愈。值得注意的是，在治疗过程中，稍用清补或滋润药，病情即有反复，始信《温病条辨》所讲三仁汤证“状若阴虚，病难速已”，以及汗、下、润之禁，都非欺人之谈。

经方中也有轻淡之剂，如甘麦大枣汤就是其中之一，然而也确有良好疗效。可以认为轻淡之方只是指方中药物的药性平和，没有大汗、大下、大清、大温、大补的作用，然而不能说它治不好病。用得不当，同样也能吃坏人。如桑菊饮为治燥之方，用于挟湿就不相宜；三仁汤为治湿之方，用于燥热就不相宜。它所以能治好病，中医是有一套理论的，若进一步求其所以然，则有待于用现代科学方法去研究。

（二）温病学说用药疗效的评价

叶氏以卫气营血四个层次论证温病，近人章次公先生谓为“推断病情之演变，把握体质之强弱，举营、卫、气、血四字为纲领，其归纳证候之方法，凭借客观的事实，固与仲景之划分六经，异曲同工者也”（见《新中医药》三卷一期《陆九芝论“临证指南”温热门席姓七案书后》）。但用这一套方法辨证论治，其目的是否制止疾病的发展，用下去又能否制止疾病的发展，则历来有信有疑。我以为，根据《温热论》所论述，其目的就是千方百计制止疾病的发展。试论之：

温病初起为什么要用辛凉轻剂？其目的就是促使它外解。夹风者为什么要透风于热外？夹湿者为什么要渗湿于热下？其目的就是不使风或湿与热相搏。

不这样用药又会怎样？《温热论》说：“不尔风夹温热而燥生，清窍必干……两阳相劫也；湿与温合，蒸郁而蒙蔽于上，清窍为之壅塞，浊邪害清也。”可见夹风之温，用解表透风之法，就是制止它的两阳相劫；夹湿之温，用解表渗湿法，就是截断它蒸郁而蒙蔽于上的道路。

全部《温热论》精神，一方面是透解外邪，故在乍入营分，犹可透热，仍转气分而解。问题是在路要一步一步地走，在通常情况下，不能把治血分药如生地、丹皮、阿胶、赤芍等用于卫分气分，否则，还谈什么辨证论治呢？所以叶天士说：“不循缓急之法，虑其动手便错耳。”另一方面就是扶正存津。邪在气分流连，益胃生津；其人肾水素亏，病虽未及下焦，须甘寒之中加入咸寒，务在先安其未受邪之地，恐其陷入。都是扶正法，也就是防止它向重症转变。

但是，用了这些方法，疗效究竟怎么样？能否制止疾病的发展呢？这要具体问题作具体分析。所谓“温病”，还是一个广义名称，所包括病种很多，有的病可以一汗而散，有的病可以到气而解，有的病可以阻止它逆传，有的病一定要入营入血。至于入营入血，虽用药得当，已是半生半死。还有邪有兼挟，体有强弱，都可影响疗效。但在当时用这套方药，对于某些热病，疗效还是比较高的，较之仅用《伤寒论》方为高，所以章次公先生说：“亲友中有寒热甫起者，即延予诊治，随投以桂枝、麻黄、小柴胡、栀子、白虎、葛根芩连汤等，无不备尝，比之逆水上行舟，竭尽心力，而效果殊微。更事既多，始恍然徒奉经方以为名高者之失，转而推用叶氏所创平淡轻灵滋阴存津之方”（引文出处见上）。对于某些重症热病，最好开始就以祛邪为主，用一种药阻遏它发展，古人是早有这种想法的。吴又可就是想对每一种病找一种特效药，但是在当时的条件下，是找不到的。在今天，对于这些重症热病，我们有中西医结合的条件，可以双重诊断，该用中药就用中药，该用西药就用西药，该以中药为主、西药为辅或该以西药为主、中药为辅，都可以做到，疗效还可以大大提高，甚至药到病除，自可不必受卫气营血辨证之限制。至于过去聂云台治疗肠伤寒，不用卫气营血辨证，开始即用大黄，只能说也有一定的疗效，若谓竟是特效药，则未可轻信。

（三）《温热论》是温病学说成熟之作

论述外感热病的证治有三个“论”：即《内经》的

《热论》、张仲景的《伤寒论》和叶天士的《温热论》。这三个“论”都是划时代的代表作。

伤寒、温病，论病同属热病，论治则有两种学说，即伤寒学说、温病学说。在古代，治伤寒只是逐日深浅，以施方治（见《千金要方·卷九》引《小品方》）。如华佗曰：“夫伤寒始得一日在皮……二日在肤……至三日在肌……至四日在胸……五日在腹……六日入胃。”其治疗，先用摩膏，再用针，继服解肌散发汗，发汗不解，止勿复发汗，用吐。入肾乃可下也（见《千金要方·卷九》）。这种逐日主治法，只是认识到疾病从浅入深这一点，其理论粗疏，辨证机械，用药猛厉，因而疗效也是不高的。当时有识之士已经认识到这一点，如《小品方》说：“师苟依方次第而治则不中病，皆宜临时消息制方乃有效耳”（引文出处同上）；张仲景也有“伤沉疴之莫救”之叹。

尽管《素问·热论》早对热病作了系统性论述，在理论上把它与经络脏腑联系起来，在治疗上提出“未满三日者可汗而已，已满三日者可泄而已”的原则，但在当时，《素问》一书，并不是医家的金科玉律（说见谢观著《中国医学源流论》线装本21页），还是“各承家技，终始顺旧”。《热论》本身也存在着缺陷：其一、所谓一日太阳……六日厥阴，还跳不出逐日主治的框子；其二、论治只是提出一个原则，没有具体方药；其三、从八纲来分析：阴阳两纲，有其名而无其实，有阳无阴；寒热两纲，有热无寒；虚实两纲，有实无虚；表里两纲，虽无其名，却有其实，未满三日在表，已满三日在里。总括来说，《热论》只是论热病之常而不及其变。张仲景博采众方，并且通过自己的临床实践，故能不为逐日主治之说所束缚，撰用《素问》等书，作《伤寒论》，较之《热论》，发展之处：其一、《热论》在治法上只有汗泄两个原则，《伤寒论》有三百九十七法，一百一十三方，详略有天渊之别，且批判当时妄用火、灸、温针、毒药大下之失；其二、《伤寒论》虽沿用六经之名，但论传经，明确指出不为日数所限，而以见证为准；其三、既论热病之常，也论热病之变，除有表证、里证外，有阳证，也有阴证；有热证，也有寒证；有实证，也有虚证。这对热病的辨证论治，是一个飞跃，其疗效大为提高。所以《千金翼方·卷九》说："伤寒热病，自古有之，名贤睿哲，多所防御，至于仲景，特有神功。"但在当时，张仲景还不是一个"医圣"，《伤寒论》还不尊为"经"，《伤寒论》方还不为多数医家所习用。所以《千金翼方·卷九》又说："尝见太医疗伤寒，惟大青知母等诸冷物投之，极与仲景本意相反。"同时《伤寒论》本身也存在着缺陷：其一、热病性质毕竟属热，热证、阳证是其常，寒证、阴证是其变，而《伤寒论》论"变"者多（有一部分所谓变证，其实是杂病），论"常"者反见其少。因此在论"热"一点上，反不如《热论》突出，此所以刘河间有"六经传受，皆是热证"之说；叶天士提出"伤寒多有变证，温热虽久，总在一经为辨"①。这些都是有见而说，可以说是纠仲景之失。其二、《伤寒论》于热病开始用麻黄、桂枝诸方，事实上这在多数热病是不相宜的，应用的机会是较少的。其三、世传《伤寒论》显有亡缺，例如厥阴病的证治就不完备。其四、还没有认识到热入营血、热入心包等证，这在当时还没有积累这种经验，是无足怪的。

宋代开始，用《伤寒论》方者渐多，治疗热病的疗效，有了显著提高。如许叔微用《伤寒论》方之得效，有“本事”可证。但也产生了流弊，某些医家用《伤寒论》方，并不领会张仲景辨证论治的精神，而是扩大《伤寒论》的缺陷，滥用热药。

《伤寒论》成书不久，温病学说已经开始萌芽，如《肘后备急方·卷二》说：“伤寒有数种，人不能别，令一药尽治之者。若初觉头痛、肉热、脉洪起一二日，便作葱豉汤。”用葱豉汤已是辛凉解表之法；现在对温病乍入营分之时用黑膏汤，其方亦出于《肘后》。可见温病学说实际上起源很早。北宋时朱肱也提出用黄芩、知母等寒药佐热药发表的经验，但正式与《伤寒论》立异者，当推刘河间。刘河间认为“六经传受，皆是热证”，使用发散诸方，佐以黄芩、石膏、知母、柴胡、地黄、芍药、栀子、茵陈、豆豉、葱白之类寒药出入加减甚妙。把解表的方法，从辛温转向辛凉，在热性病的治法上，是一个很大的转折点，确实称得上是温病学说的创始者。河间之论一出，尔后王安道、吴又可、喻嘉言等人在理论上续有发挥，在经验上又逐步得到积累，到了清代，温病学说已经趋于成熟，所以产生了叶天士的《温热论》。它的价值在于：

1. 继承性　如辛凉解表，继承刘河间的《宣明论》；温邪上受，继承吴又可的《温疫论》；逆传心包，继承盛启东的《秘旨》等等，反映了温病学说是在继承前人成就的基础上日积月累发展起来的。

2. 独创性　卫气营血辨证，为叶氏所独创，大体上反映了温病的发展规律，有效地指导辨证施治。

3. 总结性　《温热论》中所谈，大部分是经验的总结，如察舌、验齿、辨斑疹白痦，都是发前人所未发，谈前人所未谈。特别是察舌之法，可以觇正气之虚实，邪气之进退，津液之盈亏，对温病的诊断最为重要。自此之后，察舌才成为中医诊断的常规，对诊断学也有重大的贡献。

叶氏在《温热论》讲的，不仅是自己的经验，还包括当时江浙医家治疗外感证的经验，例如叶氏说："如近世之杏蔻橘桔等，轻苦微辛，具流动之品。""近世"两字，显然包括他人的用药经验。

4．灵活性　叶氏以卫气营血辨证，重点是识别邪气之浅深，作为施治之准则。但温病所包病种甚广，实际上并不都是这样一步深入一步的。如《临证指南·温热门》第一案某案，开手就用清气之药；第十五案陈妪案，开手就用清营之药[②]。卫气营血的界限也不可能划分得很明显，而且在一定条件下，病情是可以逆转的，如热已到气，卫气之证未罢，犹可清热透表；乍入营分，气分之邪犹未尽，犹可透热仍转气分而解；若邪气弥漫，气血两燔，当用气血双清。以保津液而论，热病最易伤津，照顾津液当然是治疗温病的第一前提，所以说，"若其人肾水素亏，病虽未及下焦，每多先事彷徨。"但热病救阴尚易，法在变通；火邪劫营，凉血清火即所以保津；肾阴将亡，当用甘寒；肾阴将涸，急用咸寒。所以叶氏一方面提出"务在先安未受邪之地"，一方面又谆谆告诫："慎勿用血药，以致滋腻难散"。以治湿热而论，如面色白者，须要顾其阳气，用药就不可过凉，恐湿热一去，阳亦衰微；面色苍者，须要顾其津液，虽热减身寒，不可遽投补剂，恐炉烟虽息，灰中有火。凡此等等，充分体现着辨证论治的灵活性。

当然，《温热篇》并不是尽善尽美之作，叶氏治温病的处方用药，也并不是无疵可指。如畏忌柴　葛、与吴又可之不用黄连，其失相同。这不是偏见，就是经验的局限性。还有回阳救逆是治疗热病变证的一大法，《温热论》中只在论黑苔时一笔带过，也是不足之处。《温热论》中又大多有论无方，后来虽有吴鞠通从叶氏医案中集成方药，作《温病条辨》，以为补充，也未能尽满人意，且未必是叶氏原意。

叶氏曾说："剂之寒温，视疾之凉热。"医案中用药原来有轻有重，如《临证指南·温热门》谢案和丁案，同有寒热一证，前者认为用辛凉轻剂为稳，后者则用桂枝白虎汤。但后人都往往仿其用药轻灵平淡的一面，而且不是看病情的需要而用，只是因为这样可以没有过失，病好了则贪天之功以为己力，这就影响疗效的提高，阻碍着学术的进步。俞东扶深有感慨地说："枵腹之辈，又籍此书（指《临证指南》）易于剿袭，每遇此证，即抄其辞句之精华、及药方之纤巧而平淡者，录之应酬，竟可悬壶。毋论大部医书，畏如望洋。即小部医书，亦束之高阁。惟奉《指南》乐其简便，而不知学之日益浅陋也。嗟乎！岂《指南》误人乎？抑人误《指南》乎？"（见《古今医案按》心脾痛门后按语）。此与某些经方家除仲景书不读、除仲景方不用，知识面也越来越狭，流弊正复相同。

综上所述，可以看出，温病学说与伤寒学说有其一脉相承的一面，但又很早产生，从不断创新中发展起来。到了叶天士的时代，达到成熟，《温热论》是其代表作。医案则是其临床的原始记录，既可学，也可批。从治病的疗效上来说，用温病学说的理论与方药治疗热病，要比仅守《伤寒论》方者为高，学如积薪，后来居上，理固如此。

温病学说既然是从不断创新中发展起来的，而发展是没有止境的，但要有一定的条件。从张仲景的《伤寒论》发展到叶天士的《温热论》，经历了一千多年，发展是缓慢的，就是因为受着条件的限制。现在有了中西医结合的条件，作为我们这一代中医，既要会用六经和卫气营血等辨证方法治疗热病，又决不能墨守成规，可以而且应该突破六经和卫气营血辨证的框子，可以而且必须发掘和发现治疗热病更有效的方药。仲景、天士都不能作为偶象来崇拜，但评论其得失，又决不能以现在的标准来衡量。

注解

①“一经”两字有语病，推其原意，是说温病始终是热。

②陈姬案有“心悸证”一症，温热门第十六案张案有“心震动”一症，现在看来都可能是心肌炎。天士不作杂病看，而作温热看，此与《伤寒论》把炙甘草汤证冠与“伤寒”两字，都是有经验、有识见之处。

教学《金匮》的四结合

“《金匮要略》者，汉张仲景所著，为医方之祖，而治杂病之宗也。其方约而多验，其文简而难通。唐宋以来，注释缺如。明兴之后，始有起而论之者。迄于今，乃不下数十家，莫不精求深讨，用以发蒙而解惑。然而性高明者，泛骛远引，以曲逞其说，而其失则为浮；守矩镬者，寻行数墨，而畏尽其辞，而其失则为隘。是隘与浮者，虽所趣不同，而其失则一也”（《金匮要略心典·序》）。这段话，是尤在泾说得有体会。“其方约而多验，其文简而难通”，是对《金匮》一书比较确切的评价。栝蒌薤白白酒汤，其方可谓约矣，然而用之多验；“夫男子平人脉大为劳，脉极虚亦为劳”，此虚劳病之大纲也，其文可谓简矣。为什么脉大为劳，脉极虚亦为劳？这就难通了，这就需要发蒙而解惑。然而发蒙解惑，谈何容易。失之也浮，失之也隘，正是我们教学上常犯的毛病。讲的时候往往偏于“浮”，编讲义的时候往往偏于“隘”。

“其方约而多验”，这是尽人皆知，无须我来多说。“其文简而难通”，如何使它通？根据个人在教学上的一些体会，主要应抓住下列几个方面：

1. 辨病与辨证相结合　这里说的辨病，是辨中医的“病”。“病”是纲，“证”是目。既称为“病”，就有一定的发病原因，有其发展过程与传变规律，有其一定的治疗原则，有专方甚至还有专药；“证”，则是每个病在其发展过程中各个阶段的临床表现，还可以因人因地因时因治疗经过而异。能辨证而不识病，可谓只见树木，不见森林，在诊断上缺乏全局观点，在治疗上会毫无原则地随证变法；当然，只识病而不辨证，也就是只见森林，不见树木，分不出这个森林中这是什么树木？那又是什么树木？这个树木应当砍伐（祛邪），那个树木应当培养（扶正），诊断上虚实不分，在治疗上会得实实虚虚，损不足而益有余。

《金匮》各篇，先讲辨病，后讲辨证，故各篇标题为“辨××病脉证治”。为什么先要辨病？正因为某病与某病（特别是相类之病）不得混淆。昔人谓痉湿暍每与伤寒相滥，正因为这三病初起之时都具有太阳病（证）的见证。然而伤寒自伤寒（包括中风），其为病，

“脉浮，头项强痛而恶寒”；痉病自痉病，其为病，“身体强，几几然，脉反沉迟”；湿病自湿病，其为病，“关节疼痛而烦，脉沉而细”；暍病自暍病，其为病，“汗出恶寒，身热而渴”。既然基本上是太阳病，为什么还要辨？治法不同也。伤寒表实宜麻黄汤，表虚宜桂枝汤；痉病表实宜葛根汤，表虚宜栝蒌桂枝汤；湿病表实宜麻黄加术汤，表虚宜防己黄芪汤；暍病宜白虎加人参汤。这是由疾病的性质决定的。如果笼统作为太阳病施治，是不对的。所以不对的道理，《金匮》已在《痉湿暍病篇》作了回答：“风湿相搏，一身尽疼痛，法当汗出而解，值天阴雨不止，医云“此可发汗。汗之病不愈者，何也？盖发其汗，汗大出者，但风气去，湿气在，是故不愈也。若治风湿者，发其汗，但微微似欲出汗者，风湿俱去也。”由此可见，必须识得病是湿病，湿胜则阳微，欲湿之去者，必须助其阳气，使阳气内蒸而不骤泄，在肌肉关节之间充满流行，而湿邪自无地容矣。故湿病而有表证，不可大发其汗，不用麻黄汤而用麻黄加术汤。正因为麻黄得术，则虽发汗不至多汗，而术得麻黄，并可行表里之湿。此辨证之旨也。

但是，辨病还是应该与辨证结合起来。仍以湿病为例，湿病而有表证宜微微似欲汗出，固矣，但量证之轻重，又有麻黄加术、麻杏薏甘之异；湿病表虚宜固表，固矣，但进一步而见阳虚之证突出，则用防己、黄芪固表，力有所未逮，又有桂枝附子、白术附子、甘草附子三方之设；湿病阳虚宜温阳，固矣，但量证之轻重缓急，桂枝附子、白术附子、甘草附子三方又须分别应用。辨证层层深入，用药才能丝丝入扣，此辨证之旨也。

《金匮》一书，可谓辨病与辨证结合之典范，有理有法，细致深入，各篇都有这个精神，读者宜细察之。

2. 辨脉与辨因（包括病机）相结合 《金匮》讲脉诸条，较难解释，实则《金匮》讲脉，其主要精神不是讲具体的脉象，而在通过论脉以解释病机。例如《虚劳篇》:“夫男子平人，脉大为劳，极虚亦为劳”，表面上是讲脉，实际是虚劳病病机的总纲。叶天士认为:“夫脉大为气分泄越，思虑郁结，心脾营损于上中而阳分委顿；极虚亦为劳为精血下夺，肝肾阴不自立”(《临证指南·吐血》)。可谓得其真诠。又例如《消渴篇》:“寸口脉浮而迟，浮即为虚，迟即为劳；虚则卫气不足，劳则营气竭。趺阳脉浮而数，浮即为气（盛），数即消谷而大（便）坚；气盛则溲数，溲数则坚，坚数相搏，即为消渴。”本条寸口脉一段，粗看似与消渴无关，《金鉴》谓是《虚劳篇》的错简，其实有干，是通过脉象说明消渴病机属虚劳内热。《虚劳篇》有“男子面色薄者，主渴及亡血”，是消渴病原属虚劳范围，故先光被解释本条为“此言消渴之脉，当从寸口、趺阳合诊之也。盖寸口主脏阴，诊消渴之所由来；趺阳主脾胃，诊消渴之所由著。脏，藏气血者也，营卫充足，脉必沉实而有力。盖寸口浮而迟，是浮为虚阳上浮，而主卫气不足；迟为劳伤亢神，而主营气耗竭。营卫俱伤，脏失所藏，此病消渴之源也。……故于寸口日迟，专责之虚也；于趺阳日数，专责之热也。惟虚故热，则寸口、趺阳虽属分途，源流一而已矣”(《金匮要略正义》)。尤在泾也说:“诊寸口而知营卫之并虚，诊趺阳而知胃气之独盛。合而观之，知为虚劳内热而成消渴也”(《金匮要略心典》)。

正因为《金匮》讲脉象，目的是讲病机，某些条文讲的脉象名称，与一般意义不同。例如《虚劳篇》："脉弦而大，弦则为减，大则为芤；减则为寒，芤则为虚。虚寒相搏，此名为革。妇人则半产漏下，男子则亡血失精。""此名为革"的"革"实际上是一个病理名词而不是一般的革脉。脉弦而大，犹言脉弦或大，但是，弦也好，大也好，重按都属无力，则此弦脉非邪实之弦脉，而是阳气减少的表现，所以说"弦则为减"；大脉重按无力，则此大脉实际是芤脉，是血虚的表现，所以说"大则为芤"；这种弦脉和大脉，都不是一般的弦脉和大脉，所以说"此名为革"。革，变动的意思。半产、漏下、亡血、失精，病理上都属阳气减少或阴血亏损，气血已有很大的变动，所以称它为"革"。

《金匮》论脉，还有决定预后的意义，兹不多述。当然，也确有难解的一些条文，但为数极少。有人谓《金匮》论脉诸条，是王叔和所掺入，非《金匮》之精粹，殊不知丢掉这些条文，则《金匮》讲病机处极少，只成一本方书，谈不上有理论价值。这些条文，即使考据下来，确属王叔和所掺入，只要内容精纯，正可以补仲景之不足，我们也要讲，也要研究。

3. 通治方与专治方相结合《金匮》治病，有用通治之方。例如肾气丸一方，一主虚劳，二主痰饮，三主消渴，四主转胞。为什么一方可以主四病？诚以"肾中有气，所以主气化，行津液，而润心肺者也。此气既虚，则不能上至；气不至，则水亦不至，而心肺失其润矣。盖水液属阴，非气不至；气虽属阳，中实含水，水之与气，未尝相离也。肾气丸中有桂附，所以斡旋肾中颓堕之气，而使上行心肺之分，故名曰肾气"(《金匮要略心典》)。故凡病涉水液而由于肾气虚者，用肾气丸闭者能通，多者能约，积者能利，燥者能润。此一方可以通治多病之义也。这种一方可以通治多病之义，必须把它讲透。说者每以一方治多病作为“异病同治”之论证，但必须指出，《金匮》治病，还有“异病异治”的一面，所以更多的是用专治之方：百合地黄汤，百合病专治之方也；鳖甲煎丸，疟母专治之方也；十枣汤，悬饮病专治之方也；栝蒌薤白白酒汤，胸痹病专治之方也；白头翁汤，痢疾专治之方也；大黄牡丹皮汤，肠痈病专治之方也；乌梅丸，蛔厥病专治之方也；甘麦大枣汤，脏躁病专治之方也……。为什么此病必须用此专方，也必须把它讲透，这样，在临床实践时，才会把通治方与专治方结合起来应用。不掌握通治之方，则不足以应万变之病证；不掌握专治之方，则治病不速效。两者必须相辅相成。以病言之，则同病同治，异病异治是其常，同病异治、异病同治是其变；以医生用方言之，则在于灵活应用，不但通治之方可用于通治多病，即原属专治之方，也可用于通治其他病。例如鳖甲煎丸可通治癥瘕，甘麦大枣汤可通治神志疾病。

4．勤求古训与博采众方，平脉辨证相结合　仲景自谓勤求古训、博采众方而成《伤寒杂病论》，并非虚语。以五脏风寒积聚之病为例，近人有谓不知其为何种病。其实，五脏风寒积聚之病，求之古训，并非绝对不可知者。《金匮》首篇说：“经络受邪，入脏腑为内所因也。”五脏风寒，正是经络受邪入脏腑之病，正合《素问·阴阳应象大论》“故天之邪气，感则害人五脏”之义。五脏风寒与积聚有联系，风寒原其因，积聚论其果。它是一种痼疾，预后不良，故《金匮》把它与积聚并列，又论述其死脉，其理即在于此。又如《五脏风寒积聚篇》“心伤……”一条，是阐发心主血脉之病；“邪哭……”一条是阐发心主神明之病。两条紧相衔接，跟中医基础理论完全联系得上。这些都是仲景撰用《素问》之处。

勤求古训，要在“勤求”上用功夫。仲景是在勤求上用过一番功夫的，我们研究《金匮》也要在勤求上用功夫。此篇所不能解者，于他篇中求之；本书所不能解者，于《内经》,《伤寒论》中求之，于《脉经》,《病源》、《千金》、《外台》中求之（因为这些书中也保存了一些古训）。勤求勤求，必有所获。再不能解者，于临床实践中求之，这就要学仲景那样，与博采众方、平脉辨证相结合。因为个人的经验毕竟有限，自己不会用《金匮》中某些方，安知他人不会用？学到他人这个经验，疑团就消释了。在临床经验还不多的时候，读《金匮》体会还不深，过了一些时候，临床经验多一些，再去读它，体会就会深一些了，这就是通过平脉辨证，能够把理论与实践结合起来的道理。《金匮要略·狐惑病篇》有“目赤如鸠眼”一句，我当初读它，以为，“目赤”就目赤好了，为什么要用“如鸠眼”三字？不得其解。后来到了自然博物馆，观察到斑鸠的眼睛确实是赤的，但它不同于一般的目赤，赤在瞳子；后来看到某个狐惑病病人，果然是目赤如鸠眼，原来他患的是虹膜睫状体炎而不是结膜炎，才恍然大悟。可见《金匮》叙述症情，决非主观臆测，凭空推论，而是真实可靠。我们读《金匮》，碰到不明白或乍看不甚合理的条文，决不能轻率否定，也不能搁置一边，而是要努力研究。

略谈《金匮要略》对一些病症的鉴别诊断

《金匮要略》(以下简称《金匮》)论述杂病，从理论到方药，无不具备，其中对常见病症的鉴别诊断，是重要内容之一。通过鉴别诊断，区别病症，指导用药，亦即辨证论治的一部分。举例略谈如下：

《金匮》在呕吐哕下利病脉证治篇中论述呕吐及哕，内容甚为广泛，包括呕吐、干呕、呃逆、反胃等病症，把这么多的病症放在一篇，实际是讲鉴别诊断，它首先根据鉴别诊断，定出治疗原则，如："夫呕家有痈脓，不可治呕，脓尽自愈。"

本条指出，呕吐有因内有痈脓，脓毒上冲，致使胃气上逆，痈脓是其本病，呕吐只是标证，当治其本病，非用止吐之药所能取效。反过来说，呕家（呕吐频繁病人），应该考虑到致呕有各种原因，内有痈脓是其中之一，不可见呕治呕，这对临床就很有指导意义。内有痈脓如此，其他原因而致呕者，也应这样看待。

"病人欲吐者，不可下之。"

欲吐者，邪在上也。邪在上而下之，是谓逆其病机。此与《伤寒论》阳明篇："伤寒呕多，虽有阳明证不可攻之"意义相同，主要指因感受外邪致呕而言。

"哕而腹满，视其前后，知何部不利，利之即愈"。

哕，主要指呃逆。前后指大小便。治哕常法是通畅气机，不是概用利法，如《金匮》在本篇出橘皮汤，橘皮竹茹汤二方，都非通利大小便之剂。哕而可利，着眼点在腹满而便秘或小便不利，则知其"病在下而气溢于上"，利之，则"病从下出而气不上逆，腹满与哕俱去矣"（引文是尤在泾语）。

呕吐与哕，临床表现虽不同，而为胃气上逆之病机则相同。《金匮》本条紧接上条，大有深意，上条说欲吐者不可下，本条说哕而腹满，大便或小便不利，可通利之；还在本篇中用大黄甘草汤治“食已而吐”，这说明呕吐也好，哕也好，可下与不可下，先要通过鉴别诊断，具体问题作具体分析，要辨证论治。

近人根据哕而腹满者可下这个原则，灵活应用于顽固性呕吐，在和胃降逆方中同时通利大小便，取得疗效，可见本条所述对临床有一定的指导意义，摘引其病历如下：

某，女，42岁，因脘腹痞满饱胀，呕吐半月，于×年×月×日症状加剧来院急诊。诊断为胃扩张，收入病房。

入院后检查：上腹膨胀，拒按，有明显振水声，叩之呈鼓音。经X线检查，断为胃扩张。用持续胃肠减压，俯卧，氧气吸入，静脉葡萄糖及生理盐水注射等治疗，症状有所改善。经治疗46天，上腹痞满、嗳气诸症仍不能缓解，略进固体食物，前述症状又发，于入院后47天作胃空肠吻合术，以冀有利于胃内容的排出，术中未发现其它内脏器质性病变。术后脘腹饱胀、恶心呕吐、不能进食等症状，未见改善，再用激素及垂体后叶素等药物连续治疗26天，仍无好转。于住院后73天（术后26天）开始用中药治疗。此时患者除脘腹饱胀，恶心呕吐外，二便亦不畅，脉弦细，苔黄腻。处方用：

旋覆花9克，代赭石12克，人参叶9克，仙半夏9克，炒枳实12克，焦山楂9克，焦六曲9克，青陈皮各4.5克，煨木香3克，川楝子9克，赤猪苓各9克，制大黄9克，春砂壳3克，陈葫芦15克。

服二剂后，呕恶减少，食欲增加，开始进半流质饮食。再服二剂，苔渐化，呕恶全止，食欲增加，改进普通饮食，二便得调。即去大黄、葫芦、赤猪苓等通利之品，增党参，於术、山药、炙甘草之属，再服六剂，痊愈出院。

其次，根据鉴别诊断，区别用药，如：

“诸呕吐，谷不得下者，小半夏汤主之”。

“小半夏汤方：半夏一升，生姜半斤。上二味，以水七升，煮取一升半，分温再服。”

“干呕吐逆，吐涎沫，半夏干姜散主之”。

“半夏干姜散方：半夏、干姜各等分。上二味，杵为散，取方寸匕，浆水一升半，煮取七合，顿服之。”

“病人胸中似喘不喘，似呕不呕，似哕不哕，彻心中愦愦然无奈者，生姜半夏汤主之。”

“生姜半夏汤方：半夏半升，生姜汁一升。上二味，以水三升，煮半夏取二升，内生姜汁，煮取一升半，小冷分四服，日三、夜一服，止，停后服。”

以上三方用药大同小异，同的是，都用姜、夏；异的是，小半夏汤用生姜；半夏干姜散不用生姜而用干姜，且作散用浆水煮服；生姜半夏汤用生姜汁，且其量倍于半夏。这些区别，看似微小，细顾原文，实有深意。小半夏汤为胃中有饮，饮邪上逆而作呕吐者通治之方，故原文开首着“诸呕吐”三字，半夏干姜散证原文有吐涎沫三字，上焦有寒，其口多涎，故易生姜为干姜，生姜行水降逆，干姜则温中散寒，用浆水煮服，可能因浆水味酸，制二药辛辣之性，生姜半夏汤证是欲吐而不能吐，胃中非常难受，有无可奈何之感，故重用生姜汁，意在散结，正如尤在泾所说：“生姜用汁，则降逆之力少而散结之力多，乃正治饮气相搏欲出不出者之良法也。”

在应用不同方剂方面，更须根据鉴别诊断来选择，即所谓“方证”。如：

“呕而发热者，小柴胡汤主之。”

小柴胡汤方（略）。

“呕而肠鸣，心下痞者，半夏泻心汤主之。”

半夏泻心汤方（略）。

“干呕而利者，黄芩加半夏生姜汤主之。”

黄芩加半夏生姜汤方：黄芩、生姜各三两，甘草（炙）二两，芍药二两，半夏半升，大枣十二枚。上六味，以水一斗，煮取三升，去滓，温服一升，日再、夜一服。

这三个方证显有不同，小柴胡汤着重解少阳之邪，半夏泻心汤着重治心下痞，黄芩加半夏生姜汤着重治下利，重点都不在治呕。又如：

“胃反呕吐者，大半夏汤主之。”

大半夏汤方：半夏二升，人参三两，白蜜一升。上三味，以水一斗二升，和蜜扬之二百四十遍，煮药，取二升半，温服一升，余分再服。

“食已即吐者，大黄甘草汤主之。”

大黄四两，甘草一两。上二味，以水三升，煮取一升，分温再服。

“胃反，吐而渴，欲饮水者，茯苓泽泻汤主之。”

茯苓泽泻汤方：茯苓半斤，泽泻四两，甘草、桂枝各二两，白术三两，生姜四两。上六味，以水一斗，煮取三升，内泽泻，再煮取二升半，温服八合，日三服。

以上三个方证，属于反胃，非一般之呕吐。大半夏汤证属于虚证，是胃虚不能消谷，早食暮吐之胃反。大半夏汤仅三味药，但胃气，胃阴，胃阳三方面都顾到，《张聿青医案》有一案例可资说明：

某，口呕涎沫，胃气虚不能约束津液也；吐沫而仍口渴，胃阴虚而求救于水也；舌萎苔黄，胃气不治而虚浊反行攒聚也；气阴益亏，又复夹浊，用药顾此失彼，且恐动辄得咎。惟仲景大半夏汤，取人参以补胃气，白蜜以和胃阴，半夏以通胃阳，试进之以观动静。

人参一钱，白蜜五钱，半夏三钱。

大黄甘草汤证属于实证。是胃家积热上冲之胃反，食已即吐与通常早食暮吐之胃反有别，但应用时不能仅凭这一点，还应有实证实脉之据（例如便秘脉实）。通其胃腑则浊气下行，呕吐可止。茯苓泽泻汤属于饮证。其方属五苓散之变法，即五苓散去猪苓，加甘草、生姜。治饮当从小便去之是一大法，但因其反胃久吐，胃气已伤，故去猪苓之渗利，加甘草以和中，且合桂枝以通阳，用生姜则为和胃降逆而设。

再举腹满寒疝宿食病脉证治篇若干例看看《金匮》多么注意鉴别诊断：

“病者腹满，按之不痛为虚，痛者为实，可下之。舌黄未下者，下之黄自去。”

此条辨腹满之虚实，但对腹满一症，不但要辨虚实，还要辨寒热，不但要辨按之痛与不痛，还要辨腹满之减与不减，原文如下：

“腹满时减，复如故，此为寒，当予温药。”

“腹满不减，减不足言，当须下之，宜大承气汤。”

在治腹满的方证中，也着重鉴别诊断，大承气汤治实证腹满已见上文，再举几个治实证腹满方证作对比如下：

“病腹满，发热十日，脉浮而数，饮食如故，厚朴七物汤主之。”

厚朴七物汤方：厚朴半斤，甘草、大黄各三两，大枣十枚，枳实五枚，桂枝二两，生姜五两。上七味，以水一斗，煮取四升，温服八合，日三服。呕者加半夏五合。下利去大黄，寒多者加生姜至半斤。

“痛而闭者，厚朴三物汤主之”。

厚朴三物汤方：厚朴八两，大黄四两，枳实五枚。上三味，以一斗二升，先煮二味，取五升，内大黄煮取三升，温服一升，以利为度。

“按之心下满痛者，此为实也，当下之，宜大柴胡汤。”

大柴胡汤方（略）。

厚朴七物汤证与厚朴三物汤证比，前者腹满较轻，所以点出“饮食如故”四字。但兼有表邪，见发热，脉浮数。故用厚朴七物汤表里双解，而重用厚朴以行气。厚朴三物汤证点出“闭”字，可见腹满十分严重，即大便闭结，腹中满痛，也不矢气（放屁）。所以尤在泾说：“痛而闭，六腑之气不行矣。厚朴三物汤与小承气汤同。但承气意在荡实，故君大黄；三物意在行气，故君厚朴。”（按：小承气汤方：大黄四两，枳实三枚，厚朴三两）。

厚朴三物汤证，大柴胡汤证，大承气汤证三条相比，厚朴三物汤点出“痛而闭”，大柴胡汤证点出“按之心下满痛”，大承气汤证点出“腹满不减，减不足言”，三条原文紧紧相扣，明白告诉我们同样是实证腹满，而用方有别。

为什么痛而闭者要用厚朴三物汤？释已见前。为什么心下满痛者要用大柴胡汤？尤在泾释为："按之而满痛者，为有形之实邪。实则可下，而心下满，则结处当高，与腹中满痛不同，故不宜大承气而宜大柴胡。承气独主里实，柴胡兼通阳痹也"。柴胡兼通阳痹一语可谓说中要害。至于为什么腹满不减，减不足言者，要用大承气汤？这是因为此证大实大满，其"闭"不在话下，用大承气汤是比用厚朴三物汤更进一步。这些鉴别诊断，应用于急腹症的辨证，是有一定的指导意义的。

《金匮》重视鉴别诊断，其目的一是要辨病，如中风历节病脉证并治篇说："夫风之为病，当半身不遂，或但臂不遂者，此为痹。"指出风病与痹病当作鉴别；黄疸病脉证并治篇说："此女劳之病，非水也。"指出女劳疸与水病当作鉴别。辨病这方面的问题，本文不去谈它。二是辨证，不但要辨阴阳、表里、寒热、虚实，还要辨标本，辨主次，辨进退，测预后，而这些辨别，恰恰是目前辨证上所不够注意的，再略谈一下：

辨标本：上面已经引到的"夫呕家有痈脓，不可治呕，脓尽自愈"，痈脓是本病，呕吐是标证，就是辨标本的结果。在呕吐哕下利病脉证治篇还有一条"呕而脉弱，大便复利，身有微热，见厥者，难治。四逆汤主之。"也是辨标本的结果，因脉弱，小便利，厥逆并见，为内虚且寒之候，其身热不是实热而是浮阳外越，其呕不是热邪而是浊阴之上逆，故用四逆汤以救阳驱阴为主，舍其标（呕吐）而治其本。

辨主次：症有相兼，哪一个是主要的，哪一个是次要的，必须辨明。上面所引呕吐哕下利病脉证治篇中小柴胡汤证；发热一症是主要的；半夏泻心汤证心下痞一症是主要的；黄芩加半夏生姜汤证下利一症是主要的，呕吐都不是主证。在小柴胡汤证欲止其呕，必解其邪；在半夏泻心汤证欲止其呕，必开其痞；在黄芩加半夏生姜汤证欲止其呕，必清其热，重点都不是治呕，但次要证候也应该照顾，并不排斥用一些和胃降逆之药，故三方都用姜、夏。

辨进退：症有进退，用药应随之而进退。腹满不减，减不足言，比痛而闭为进，故一用大承气，一用厚朴三物汤，大承气是比厚朴三物进一步法。在胸痹病，栝蒌薤白白酒汤、栝蒌薤白半夏汤、枳实薤白桂枝汤三个方证，症情一步比一步进展，故用药也一方比一方加重；在风湿病，身体疼烦，不能自转侧，脉浮虚而涩者，用桂枝附子汤，若服后大便从溏薄转为坚实，小便从不利转为自利，病势已见减退，用药去桂加术，药量也相应减轻，是退一步法。在痰饮病，服小青龙汤后出现变证，症情进进退退，故用茯苓桂枝五味甘草汤等五方随之而进退。

至于测预后，《金匮》更是不胜枚举，即如上文所引呕吐哕下利病脉证治篇之四逆汤证“见厥者难治”一语，就是测预后。之所以难治，因为仅有呕而脉弱，小便复利，身有微热等证，未必便是内虚且寒，浮阳外越之候，只有出现四肢厥一证，则为阴阳气不相顺接之指征，故属难治。《金匮》测预后，大多脉证参合，如痰饮咳嗽病脉证并治篇中说：“久咳数岁，其脉弱者可治，实大数者死。”首先须注意“久咳数岁”一语，这是一个前提。久咳数岁，正气已虚，其脉弱是脉证相符，故为可治；实大数则脉证不符，提示邪盛正虚，故预后不良（古书上所谓“死”，只能理解为预后不甚良好，未必便是死症）。又如水气病脉证并治篇中说："脉得诸沉，当责有水，身体肿重。水病脉出者，死。"说明身体肿重而脉得诸沉（包括一切与沉相兼之脉），这是营卫之气被水气遏阻，水病之常脉。如水病而脉出于外，按之无根，则属真气散越，故预后不良。脉出与脉浮不同，出则无根，浮则有根。水病亦有见浮脉者，如风水，皮水都可出现浮脉，与出脉不能混淆。又如《金匮》在呕吐哕下利病脉证治篇中对胃反一症，认为"脉紧而涩，其病难治"。紧为阴寒内盛，涩则脾伤津竭，故属难治。在现代来看，胃反一症，可出现于多种疾病，其病有轻有重，轻则可治，重则难治，这是由不同疾病不同性质所决定的，但在古人多决于脉。笔者近年在临床中，诊到一些食道癌病人多出现紧涩之脉，更加体会到《金匮》论脉，确有指导临床意义。测预后（古人称为决生死），当然应该脉合参，但《金匮》精神，脉是主要的一面，所以它在妇人杂病脉证并治篇中说："审脉阴阳，虚实紧弦，行其针药，治危得安，其虽同病，脉各异源，子当辨记，勿谓不然。"

《金匮》一书，其论述真实，其方行之有效。但是，其言简，其意深，难读就在这些地方。为什么张仲景不说得明白一些呢？这是由于历史条件的关系，在印刷术没有被发明的时候，文字流通主要依靠传抄，当然只能记一些要点，有些地方甚至只提出问题，引人思考，例如《金匮》中共有五条两方或三方并主的条文：

"胸痹，心中痞气，气结在胸，胸满，胁下逆抢心，枳实薤白桂枝汤主之，人参汤亦主之。"

"胸痹，胸中气塞、短气，茯苓杏仁甘草汤主之，橘枳姜汤亦主之。"

“夫短气有微饮，当从小便去之，苓桂术甘汤主之，肾气丸亦主之。”

“病溢饮者，当发其汗，大青龙汤主之，小青龙汤亦主之”。

“小便不利，蒲灰散主之，滑石白鱼散、茯苓戎盐汤并主之”。

以上各条，是不是出现条文上所述证候，随便用哪一个方子都可以呢？显然不是。例如人参汤与枳实薤白桂枝汤是虚实两种治法，虚实就要鉴别；茯苓杏仁甘草汤与橘枳姜汤是治肺治胃两种治法，病在肺与病在胃就要鉴别；苓桂术甘汤与肾气丸是轻重两种治法，前者外饮治脾，后内饮治肾，外饮内饮就要鉴别。

学习《金匮》等中医古书，往往有这样一个过程，初学一遍体会不深，只觉得难懂难读，经过一定时间的临症之后，再去学它，就有一些体会；临症经验更多一些再去学它，又会有一些新的体会。例如《金匮》肺痿肺痈咳嗽上气病脉证治篇中有一条条文，是：

“咳而脉浮者，厚朴麻黄汤主之。脉沉者，泽漆汤主之”。

这条条文很难解释，难解之处在于第一，只辨脉之浮沉，不详见症，厚朴麻黄汤、泽漆汤的适应证到底怎样？第二，两方中有三味药用得特别，是否有特殊作用？一味是小麦，治咳方中用小麦，在仲景方中只有厚朴麻黄汤中用它。还有两味是泽漆、紫参，也只有泽漆汤中用以治咳，而且泽漆用量特别重。也有人以为紫参并不治咳，可能是紫菀之误，究竟是否有误？这些难解之处，我现在的体会是，泽漆汤很可能是古代治肺部癌肿之方。泽漆俗称猫儿眼睛草，功能利水消痰，紫参今称石见穿，是否即仲景所用之紫参还须进一步考证，如属一物则其功能活血散坚。此二药都属攻破之品，今人有用于治癌，那么，古人也用以治癌，亦在事理之中。《金匮》把咳嗽一症分归两篇论述，一属于肺痿肺痈，又一属于痰饮，泽漆汤方证就属于前者。此因古人对肺癌一病，还没有明确认识，见其出现咳嗽、胸痛、吐脓血，把它认作肺痿肺痈。泽漆汤方以攻为主，但又加入人参扶正，攻补兼施，以治癌肿，正为合理。如是一般咳嗽，则割鸡焉用牛刀。但是，《金匮》把本方证与厚朴麻黄汤证相辨，又是什么意思？这可从厚朴麻黄汤中用小麦，看出一些道理。小麦性味甘平，缓急润燥，有镇静作用。个人经验，此药不仅可治脏躁，对神志不宁、失眠、心悸、多汗以及一切神经性症状，如阵咳，呃逆，嗳气，四肢抽筋拘挛，发作无定，用过诸药无效者，于应用方中加入此品，往往有一定效果。厚朴麻黄汤中用小麦，尤在泾释为“小麦甘平，则同五味敛安正气者也。”即指镇咳而言。肺部癌肿，也常有阵发性咳嗽表现，此则有器质性病变，非厚朴麻黄所能解，非小麦五味所能镇，故须加以分辨。脉之浮沉是其分辨之一端。这里脉浮脉沉字眼须活看，脉浮犹言其病在表，在经，属一般咳嗽；脉沉犹言其病在里，在脏，不属于一般咳嗽。以上这些体会，当然只是推论，可能属于牵强附会，但读《金匮》可以各人有各人的体会，可以启发思路，可以联系临床实际，多读一遍会多一些体会，则是事实。

我是主张辨病（包括中医的病与西医的病）与辨证相结合的，《金匮》一书，在古书中是辨病与辨证相结合的典范，特别是它的辨证，不是一般化，实事求是，经得起实践的检验。要真正掌辨证论治的精神，下一番功夫读一读《金匮》是大有好处的。

河间学说探讨

刘河间，名完素，字守真，生于公元1120～1200年左右，为金朝统治下之河间人，故后人称为刘河间。著作传于世者，有《内经运气要旨论》,《素问玄机原病式》(简称《原病式》)、《医方精要宣明论》(简称宣明论),《素问病机气宜保命集》(简称《保命集》)、《三消论》等。至于《河间六书》中的《伤寒医鉴》、《伤寒直格》、《伤寒标本心法类萃》、《伤寒心要》等，都为后人著作，但也保存着河间一派师弟相传的学术思想。特别是《原病式》一书，河间平生精力，皆在于此，足以代表其学术思想。本文，即以之为主，试论其学说如次：

（一）吸取“运气学说”的合理内核

河间论病，首重五运六气，认为:“一身之气，皆随四时五运六气兴衰而无相反矣”,“不知运气而求医无失者鲜矣”。《原病式》一书，根据《素问·至真要大论》病机气宜之说，撮其枢要，归为五运主病，六气为病。他说:“识病之法，以其病气归于五运六气之化，明可见矣。”（见《原病式》序）

必须指出，河间所论的运气，与一般所讲的运气学说，其内容有所不同。运气学说的内容是五运有小有大，六气有主有客，小运在一年中每运各治七十三日五刻，大运则随干支纪年不同而每运统治一年；主气有定位之常，客气亦随干支纪年不同而有加临之变。小运与主气，与四时气候变化的自然规律大致相合；大运与客气，基本上是以运气固定以论疾病，某年应某变，某年主某病，这是运气学说所突出的一点。河间强调运气，认为不可不讲，但对于当时流行的讲运气的书，则认为“皆歌颂钤图而已”，仅是一种入门之书，没有接触到运气学说的精神实质，至于有些人未得《内经》之旨而妄撰运气之书，夸耀自己，炫惑别人，于事实一无征验，更为河间所痛斥。《原病式》的著作，就是为了纠正世俗谬说，举经之所言二百七十七字，注二万余言，详论天地造化自然之理。在《原病式》中，河间只承认有小运、有主气，肯定自然界的气候变化的规律是客观存在。至其论及主病，只举五脏之属五运，实即五行；论及为病，亦但举五脏六腑之应六气，与统岁加临全不相干。我们从实际出发来看，小运与主气，对于疾病的发生，确有一定的联系；大运与客气，《内经》虽有此说，却难准用。河间讲小运不讲大运，论主气不及客气，正是有见于此。所以，对于运气学说，只是吸取其合理内核，阐发其人与自然息息相关的思想，提出“一身之气，皆随四时五运六气兴衰而无相反”，认为“一身之内，寒暑燥湿风火六气浑而为一，两停则和平，一兴一衰，病以生也”（见《伤寒直格》）。所以薛时平（元代人）说：守真亦以统岁加临之变与病有难凭据者矣。但欠分明说破，以致后人混乱无别，遂妄生枝节，愈推愈谬也。

河间对于五运六气，能不同于当时流行的看法，我以为，首先是在临床上积累经验，发现某运某气必然发生某之说是难以凭信的。所以在其《内经运气要旨论》中，尚存大运客气之说而不废，晚年作《原病式》，乃独取小运、主气、不取大运、客气，而认为“医者唯以别阴阳虚实，最为枢要”；其次，是在思想上受到道家学说的影响，对于阴阳五行等理论，有其独特的见解，包含着朴素的辨证法思想，而这是与机械的统岁加临之说格格不相入的，如河间说:“殊不知一阴一阳之谓道，偏阴偏阳之谓疾，阴阳以平为和而偏为疾。万物皆以负阴抱阳而生。故孤阴不长，独阳不成。”(见《原病式·厥逆禁固》)。这里，观点是很明确的，说明人体内部的阴阳，是互相依存、是相反相成的，这是正常的规律，称之为“一阴一阳之谓道”，偏于一方则为疾，亦即亢则为害。所以“水少火多为阳实阴虚而病热也；水多火少为阴实阳虚而病寒也”，是他认识疾病的中心思想。

再如，对五行的看法，河间认为“夫五行之理，阴中有阳，阳中有阴，孤阴不生，独阳不成，但有一物，全备五行，递相济养（指五行相生），是谓和平，交互克伐（指五行相克），是谓兴衰，变乱失常，灾害由生。”（见《原病式·聋》）。

这是进一步说明任何事物的内部联系，都存在着相生相制的关系。人体亦不例外，生理的状态则是五行更相为平，病理的状态则是五行交互克伐，也就是人体内部五运六气之兴衰。正是从这个根本观点出发，他把属于五脏之病主于五运、六气为病应于脏腑来阐述运气兴衰变化之理，其中最突出的论点，是：

1. 亢害承制　亢害承制，说本《素问·六微旨大论》，河间阐述其义，认为造化之所以生生不息，正是由于五行互相承制，假如“五行之理，甚而无以制之，则造化息矣”。而且进一步发挥承制之中复有承制之理，如“春木旺而多风，风大则反凉，是反兼金化制其木也；大凉之下，天气反温，及火化承于金也；夏火热极而体反出液，是反兼水化制其火也；因而湿蒸云雨，乃土化承于水也；雨湿过极而反兼烈风，乃木化制其土也；飘骤之下，秋气反凉，乃金化承于木也；凉极而万物反燥，乃火化制其金也，因而以为冬寒，乃水化承于火也；寒极则冰凝如地，乃土化制其水也，凝冻极而起东风，乃木化承土而周岁也。”（见《原病式·症》）。薛时平在这一点上批判河间说：“若以四时之行必由承制相克而以此继之，无乃天地不得其平乎？”殊不知天地之道，正是不得其平，所谓“平”，只能是相对的，而不是绝对的，只有不得其平，才有变化发展，这正是河间看问题的高超之处。推之于病情，亦复如此，如病寒过极则为症，是反兼土化制之；病湿过极则为痉，是反兼风化制之；风病过极则为燥，筋脉劲急，是反兼金化制之；病燥过极则烦渴，是反兼火化制之；病热过极而反出五液、或为战栗恶寒，是反兼水化制之。这种现象，河间称之为微则当其本化，甚则兼有胜己之化，或称鬼贼之化，是天机造化抑高之道，病虽为邪而有自然之理存乎其中；然而又是一种假象：为治者但当泻其过甚之气以治其本，不可误治其兼化之假象。例如热盛于里而反战栗恶寒，出现火极似水之象，热是本质，寒是表象，当泻火以治其本病，不可误以为寒而治其兼化之气。

这里必须指出：河间所讲的亢害承制，与《内经》的精神有未尽合之处。《内经》之言亢害承制，是说五行以更胜而相平，在正常的情况下，承制的关系虽然存在，但不可得而见，假如一气偏亢为害，则所承者起而制之。有亢必有承，既然看到亢害的一面，承制的一面也必定迟早可以看到。河间之言亢害承制，实际是指出六气病变在亢盛到一定程度时所出现的一种假象，其本质还是一种亢害，而不是亢害已经得到了承制。试想，假如亢害已经得到了承制，病情应见好转；或则制之过甚，病变的性质也已转化到相对的一面，不会是一种假象。而河间则认为："百病之极甚者，其状反似于已之相反者，俗医不求其病之本气，而百端拟疑，莫知真源，不得已而但随兼化之虚象，妄为其治，反助其病，而害于生命多矣。以至举世皆云病至危极之时，则阴阳反变而无能辨别也。……大道似不肖，厚德若不足，即藏其本相于内而反变化胜己之化于外，……却以道眼观之，则求其内也；若但以俗眼观其外，则逐相而迁，何由得其要也。"(见《伤寒直格》)。正因为只是指的假象，所以，对于这种"兼化"，河间强调万不可认似作是，以阳为阴，以假作真，以虚当实。

2. 六气兼化　河间认为"脏腑经络不必本气兴衰而能为其病"，六气一有变乱，五行正常制约关系遭到破坏，往往相兼同病。例如：中风一证，由于心火暴甚，而水衰不能制之，则火能克金，金不能平木，因此肝木自甚而兼于火热，则卒暴僵仆，即为肝木与心火同病，这种情况，称为"兼化"。除已亢过极兼有鬼贼之化的一种兼化外，有同性而兼化者，如风、热、火同属阳，故多兼化；有异性而兼化者，虽然机会很少，但还是有这种可能，如冷热相并而发病，就是一个例子，河间以为疾病之所以千变万化，就是这种"兼化"的关系，所以他说："阴阳相搏，刚柔相摩，五行相错，六气相荡，变而为病则无穷矣。"(见《原病式·暴病暴死》)。

(二) 主火的论点

河间在《原病式》中，把《内经》病机十九条的38种疾病推衍为94种，其中属热属火的病，从《内经》的22种推衍为57种，约占总数的2/3。他把这许多疾病的现象归之于火、热，不外乎下列几种解释：①火、热的本性如此。如：呕——胃肠热甚，火气炎上之象。暴注——肠胃热甚而传化失常，火性疾速之故。躁扰——躁动烦热，扰乱不宁，为火之本性。血溢上出：热甚迫血妄行。②火气亢极，反兼胜已之化。如：战栗动摇——由于心火热甚亢极而战，反兼水化，故作寒栗。又如：火热亢极反兼水化制之，而为腠理闭密，郁结不通，寒气闭藏之象，甚则气血不能宣畅，机窍不灵，目郁则不能视色，耳郁则不能听声，鼻郁则不能闻香臭，舌郁则不能知味，至如筋痿骨痹，不能为用，皆为热甚郁结所致。③风、火、燥相兼同病。如：吐酸——酸为肝木之味，由火盛制金不能平木，则肝木自甚，故吐酸（风火同病）。悲——为肺之志，属燥金，火能燥万物，悲痛苦恼之病，由于心神烦热躁乱所致（燥、火同病）。④心火旺导致肾水衰；或肾水衰导致心火旺。如：狂越——肾水主志而水火相反，心火旺则肾水衰，乃失志而狂越。妄——心火热甚则肾水衰而志不精一，虚妄见闻而自为问答，则神志失常如见鬼神。耳鸣——耳为肾窍，水虚火实而热气上甚，客其经络，冲于耳中，鼓其听户而作声音，故耳鸣。耳聋——水衰火实，热郁于上而使听户壅塞，神气不得通泄所致。

但是，上面的几种解释，反足以说明疾病的现象，病机多从火化之理，还有待于进一步的说明。关于这一问题，河间提出两个著名的论点是：

1. 六气都从火化　五行之中，木、土、金、水各一，火可析而为二：一曰君火，二曰相火；六气之中，热为君火之气，火为相火之气。依此推论，火之为病，可以多于风、寒、燥、湿；河间又认为气有相兼，不必一气独为其病，风、寒、燥、湿等病，多与火热相兼化或能转化为火热。如论诸风：认为风为阳邪，而火热为阳气之本，热甚则能生风，以热为本，风为标，凡言风者即是风热病，眩晕呕吐等病即是风热之甚者。论诸湿：认为湿病本不自生，因于火热拂郁，水液不能宣行，停湿而生水湿所致。凡病湿者多自热生，当之湿热。如水肿一症即是湿热兼病之例。论诸燥：认为燥是风胜湿热耗液的结果，故燥虽属秋阴而异于寒湿，常与风热同化。如大便干涩，乃大肠受热化所致，瘫痪由于火热耗损血液而成。论诸寒：认为寒虽与热相反，然也有由于寒气闭郁，阳气不能宣散，怫热内作，转成热证，不可仍言为寒。以上就是著名的“六气都从火化”的论点。这样就把火、热为病的范围更加扩大。这与当时统治者对人民倍加苛虐和屡遭天灾，热性病大为流行，河间所看到的疾病，绝大部分属于火热很有关系。我认为，他的论证，是有实践作为根据的。

2. 五志过极皆为热甚　河间说：“五脏之志者，怒、喜、悲、思、恐也，若五志过度则劳，劳则伤本脏，凡五志所伤皆热也。……情之所伤，则皆属火热，所谓阳动阴静，故形神劳则躁不宁，静则清平也。”（见《原病式·悲》）。如中风一症，河间就认为：“由于时息失宜而心火暴甚，肾水虚衰而不能制之，则阴虚阳实而热气怫郁，心神昏冒，筋骨不用，而卒倒无所知也。”多因喜怒思悲恐之五志有所过极，皆为热甚所致。在这“五志过极皆为热甚”的论点上，接触到水火、心肾之关系，河间的看法，是以水火言之，上善若水，下愚如火，水静火动，静则平，动则乱。如在《原病式火类》条下说：“夫水数一，道近而善，火数二，道远而恶，水者内清明而外不彰，器之方员，物之气味，五臭五色，从而不违，静顺信平，润下而善利万物，涤洗浊秽以为清净，故上善若水；水火相反，则下愚如火也。火者外明耀而内烦浊，燔焫万物，为赤为热，为苦为焦，以从其己，躁乱参差，炎上而烈，害万物，燔燎鲜明，以为昏昧。水生于金而复润母燥，火生于水而反害母形，故《易》曰：‘润万物者莫润乎水’，又言：‘离火为戈兵’。故火上有水制之，则为既济，水在火下，不能制水，为未济也。是知水善火恶。”以心肾言之，心属火，肾属水，诸行动乱劳伤，乃为阳火之化，一水不能制五火，所以心火易旺，肾水易衰，河间称之为“三焦相火无不足，肾脏阴难得实”。根据“本化则能补之（虚则补之），相反之者则能泻之（实则泻之）”的原则，治当养肾水而胜心火，也即是“吐水之主以制阳光”之治。

（三）用药并不专主寒凉

史称河间好用凉剂，应该说，河间在理论上既然多主火化，用寒凉之药是理所当然之事。然必须指出，河间在治疗上主养肾水而胜退心火，养肾水是主，泻心火是宾，在脏气兴衰之病，虽可以用寒凉之药泻火，折其炎威之势，使之暂伏，终不绝其根本，必滋肾水真阴，阴足则阳火自平。河间且进一步认为人身中有太乙天真主气，亦即精气，非阴非阳，非寒非热，精中生气，气中生神，神能御形。精为神气之本，形体之充，固则众邪难伤，衰则诸疾易染，如老人真气衰，多病头目昏眩、耳鸣或聋、上气喘咳、涎唾稠粘、口苦舌干、咽喉不利、肢体焦痿、筋脉拘倦、中外燥涩、便溺闭结、皆属阴虚阳实之热证。可以理解，精既为神气之本，形体之充，而又藏于肾，补精即所以益肾养真，其意已在言外，著名的河间地黄饮子（原治肾虚足废不用，火旺乘金，暴喑无声），补肾精以交水火，用意就是如此。因此河间用药，事实上并不是专用寒凉，如《宣明论》348 方（新增方除外），其中内服的方药，可确定为寒凉方者（例如黄连解毒汤）有 39；可确定为温热方者（例如吴茱萸汤：吴茱萸，厚朴、官桂、干姜、白术、陈皮、蜀椒）却有 44；其余多为寒热并用或药性和平之剂（例如地黄饮子）。以药物来分析，348 方的用药非常广泛，有 300 余味。其常用药：寒性者有黄芩、黄连、黄柏、栀子、连翘、石膏、知母、大黄、生地等 97 味；热性者有麻黄、细辛、生姜、干姜、官桂、附子、乌头，砒石、巴豆等 92 味；平性者有人参、甘草、山药、茯苓、大枣等 52 味；温热药并不太少于寒凉药。寒凉药最多用者如：黄芩不过 38 方、黄连 21 方、栀子 20 方、石膏 20 方、黄柏 17 方；而辛热药最多用者：官桂用至 58 方，干姜 33 方、附子 19 方、乌头 14 方。生姜与酒且常用作引药。攻下药也很多用：大黄用至 65 方、巴豆 30 方、牵牛（包括黑白二种）35 方、芒硝 19 方、芫花 17 方、大戟 12 方。香燥药更为常用，如：用木香有 41 方、乳香 19 方、没药 15 方、茴香 16

方、麝香15方、砂仁13方、三棱14方、莪术10方、他如冰片、丁香、肉豆蔻、良姜、甘松、香附、川椒、鸡舌香、薰陆香、安息香等都被应用。根据这些粗浅的分析，可以得出这样一个结论，《宣明论》方的用药，并不专主寒凉，而是寒热并重、有攻有补的，并且有其继承《局方》传统用香燥药的一面。而对于寒凉、攻下等药的应用，则有很大的发展，寒凉方如：防风通圣散、益元散、凉膈散、黄连解毒汤、大金花丸。攻下药如：神芎丸、三花神佑丸，都因为被河间所广用而成为著名的方剂。

河间在理论上主火，而《宣明论》上的方药却不避温热，这又是怎么一回事呢？我以为，第一、《宣明论》方可能经过后人添加，这在书上可以看出痕迹，有的方还注明新添，新增字样，所以传世本的卷数，多于原刻的卷数，所载各方性能相同、药味重复的也很多。河间在《原病式》中斥责用乌、附、巴豆、轻粉等药的非是，而在《宣明论》方，这些药却并不少用，这是不能令人无疑的；可能这些方子有一部分是后人所搀入的。第二、有些药味的性能，河间的看法与一般有所不同，例如：葱白性味本属辛温，河间却认为寒性。第三、河间认为辛热之药能开发火热郁结，使气液宣通，流湿润燥，可以恰如其分地使用于属火属热的病症。这是因为病虽属热，而治热的方法，须不止于“以寒胜热”一端，小热之气，凉以和之；大热之气，寒以取之；甚热之气，汗以发之；发之不尽，逆制之；制之不尽，求其属以衰之。这是河间所掌握的全面性治热的方法。第四、河间用寒凉药的重点是在伤寒热病方面，在其39个寒性方中，用于风、热、伤寒等门者有

20方，特别在伤寒一门，用温药方仅为麻黄、桂枝、小青龙、四逆4方，寒性方却有11。由此可见，河间在热性病方面，确为善用寒凉，后人认为“热病用河间”，是有一定道理的。

（四）发展伤寒，为温病学说的创始者

河间的发展伤寒学说，有实践作为根据，他所得到的经验是：凡用辛药发表，以寒凉药作为辅佐，疗效较好，假如完全用《伤寒论》方辛温发表，必致药不中病而风热转甚，特别是在气候炎热的夏天，用麻黄、桂枝等汤，必须加凉药，否则，会导致发黄、发斑等变证。因此，使用发表诸方，佐以黄芩、石膏、知母、柴胡、地黄、芍药、栀子、茵陈、葱白、豆豉之类寒药出入加减甚妙。用黄芩、知母等寒药佐热药发表的经验，其实在北宋时候朱肱早已指出，而葱豉一方则为当时流行的经验方。在《宣明论》伤寒的主疗说中认为：“伤寒表证，当汗而不可下；里证当下而不可汗，半在表半在里则当和解，不可发汗、吐、下；在上则通之；在下则泄之。”基本上是《伤寒论》的大法，但在方药上，河间认为汗法用天水散之类亦佳（或用双解散）；和解用天水、凉膈散甚良；表热多里热少者，天水一、凉膈半和解之；里热多表证少，未可下者，凉膈，天水一半调之。实际上是提倡辛凉解表与表里双解之法。可见他是在总结自己治疗过许多热病的临床疗效，并吸收了当时群众中久已行之有效的经验以发展对“伤寒热病”治法的同时，进一步把这些新的经验提高到理论，使之系统化。其理论可以概括为如下几点：

1. 认为疾病的发生有二种情况　一种是脏腑兴衰

乱变相兼而为病；另一种是内外诸邪所伤。伤寒一类的疾病，是感受春温、夏热、秋燥、冬寒之气，属于后者。这种疾病的性质，是病气为本，受病的经络脏腑谓之标。标、上首也，本、根元也，治病当明标本，治法自以除病气为主。

2. 六经传受，皆是热证 伤寒一类热病，应根据《素问·热论》所说：前三日巨阳、阳明、少阳受之，热在于表汗之则愈；后三日太阴、少阴、厥阴受之，热传于里下之则愈。古训阴阳作表里解，不作寒热解（至少在热病上如此），六经传受，由浅至深，皆是热证而无寒证。佛热在表，寒药汗之；在里寒药下之；在表里双解之。

3. 别有一种感受四时不正乖戾之气，或从他人传染而得之热病，若误以热药解表，不惟不解，且反致危殆，须用辛凉之药散热，再不解者，可通其表里，随证轻重用药。双解散、益元散皆为神方。

综上所述，河间在热病上善用寒凉之药，提倡表里双解、养阴退阳之法，常用葱豉、通圣、双解、凉膈、黄连解毒等方，特别是把解表的方法，从辛温转向辛凉，在热性病的治法上，是一个很大的转折点，开温病治法的先河，所以后人称河间为温病学说的创始者。

结　论

河间的学说，在当时的历史条件下，是进步的学说。他的学术思想，据《原病式》序自述，得力于《内经》、《周易》二书，同时受着道家、儒家哲学思想的影响；证之于他的学说，确属如此，《至真要大论》的病机十九条，属火属热之病较多，《热病》的六经传受皆是热证，为其立论“主火”的有力根据。其强调水善火恶、水静火动的论点，则是根据《易传》，而与宋儒主静的哲学思想也有关系。但更主要的是河间积有丰富的临床实践，其论证都有事实根据，而不是空谈理论、主观臆测。如：辨吐泻的寒热说：“大法吐泻烦渴为热，不渴为寒，或热吐泻，始得之亦有不渴者，若不止，则亡液而后必渴，或寒本不渴，若亡津液过多，则亦燥而渴也。但寒者脉当沉细而迟，热者脉当实大而数，或损气亡液过极，则脉亦不能实数而反迟缓，虽尔亦为热矣”（见《原病式·吐下霍乱》）。可见他还是讲究辨证，而且辨得非常精细，对于寒热的看法，也不是固执成见，而认为“病气热则除其热，寒则退其寒，六气同法。以实补虚，祛邪养正，平则守常，医之道也。”（见《原病式·聋》）。一句话，还是“辨证论治”。由于他善言天而又有验于人，善言古而必有验于今，故能发挥《内经》亢害承制之义，而弃其统岁加临之说；突破《伤寒论》温热发表、先表后里之成规，而创用寒药发表、表里双解之法；这在当时都是重要的创造革新。对于脏腑变乱兴衰之为病，则主张养肾水而胜退心火，在中风、消渴、肠胃疾病、精神疾病等方面，也大大丰富了辨证论治的内容，治疗风气为之一变。在学术上自成体系，其成就是卓越的，对后世的影响，也是极为深远的。如：张子和倡邪去正安之说，发展其用攻下与寒凉的一面，固属直接受其影响；即如与他同时的张洁古，虽各为家法，但对五运六气之理，以及热病的处理，二人的看法颇有相同之点。特别是河间自制新方的精神，更为洁古所取法。假如承认《保命集》果为河间所著，则《保命集》中所说“五运六气有所更，世态居民有所变，此一时彼一时，故自制双解、通圣辛凉之剂，不遵仲景法”之语，与洁古所说“运气不齐，古今异轨，古方新病不相能也”之论，宛然一人口吻。李东垣的“火与元气不两立，一胜则一负”论点，在一定程度上也反映出是受到河间主火学说的影响的；河间还说过“土为万物之母，水为万物之元，故水土同在于下而为万物之根本，……五脏六腑四肢百骸受气，皆在于脾胃土湿润而已”的语，后世叶天士补充东垣的脾胃学说，主养胃阴，可能也受到《原病式》中这个论点的启发。至于朱丹溪的“阳常有余，阴常不足”之说，无疑是河间的“三焦相火无不足，肾脏阴难得实”的发展，而其“相火”“湿热”诸论，又较河间为完整，是能学河间而不为河间所囿者。由此可见，金元以后诸大家，都或多或少受其影响，同时自已又各有创造发展，不断推动着医学的进步，而河间实开风气之先。

河间认为“人既有形，不能无病，有生不能无死，病者但当按法治之，其有病已危极而不能取效者，或已衰老而真气倾竭不能扶救而死者，则非医之过也”（见：《原病式·吐下霍乱》）。故其用药不信长生补养之品，但求除病有效，药物所宜者用之过度皆伤其正，病已务即止药。王好古说：“刘氏用药，务在推陈致新，不使少有怫郁，正造化新新不停之义，医而不知此，是无术也”（见《此事难知》）。《宣明论》方的用药，就是有这个特点。《宣明论》方行于北，正是证明其方药行之有效，得到人们的信仰。

另一方面又必须指出，在当时的历史条件下，河间为朴素唯物的哲学思想所支配，认识水平所限制，他的学说不可避免地带着一定的局限性与片面性，他只能用“比物立象”的方法来说明病机，以人身之疾病与自然现象作对比，难免有牵强附会之处；而且用药虽然并不专主寒凉，立论毕竟多主火化，明其一义，少及其他，虽然为了矫正当时习用辛热温燥药的流弊，但矫枉而过其正，则又失之于偏。所谓“外感法仲景，内伤法东垣，热病宗河间，杂病宗丹溪”，一般来说，正是各取其长，各弃其短，同时也说明河间学说在热病一方面的成就，确为后人所宗仰取法。对于他的学说，我们当然不能以今人的标准来衡量，必须以历史唯物观点来进行研究，正确认识其在医学史上的影响；还必须重视他的理、法、方、药，把它继承下来，通过实践加以整理提高，使其古为今用。

试论“易州张氏学”

我国医学史上所称述的“易州张氏学”，系指宋（金）元时代的张元素（洁古）、元素之子张璧（云岐子）、弟子李杲（东垣）、王好古（海藏）及其再传弟子罗天益（谦甫）这一学派而言。本文试图对“张氏学”的创始者元素学说加以探讨。

（一）分经论治　自制新方

既继承《伤寒论》六经分证的传统，又倡古今异治之说，不拘古法，自制新方，是“张氏学”特点之一。

元·刘骃序罗天益《内经类编》说:“近世医、有易州张氏学，于其（注：疑当作‘其于’）书虽无所不考，然自汉而下，则惟以张机、王叔和、孙思邈、钱乙为得其传。其用药，则本七方十剂而操纵之；其为法，自非暴卒（猝），必先以养胃气为本而不治病也。”刘驷为一儒者，然知医，罗天益曾托其检校《医经辨惑》及缮写《脾胃论》（见《静修先生文集·答医者罗谦甫》卷三），作序时，距李杲之殁才三十年，其说比较可信，其对“张氏学”的评价，也是颇为中肯的。

从现存“张氏学”的著作中，可以考见，元素之学，确得仲景、钱乙二人之传。元素在五脏补泻方面，多引用钱乙方，并著《钱氏补遗》一书，惜已亡佚，姑置不论。对于仲景，元素是推素备至的。李杲《内外伤辨》中引易水张先生云：“仲景药为万世法，号群方之祖，治杂病若神。”元素的处方治病，均效法仲景之分经论治。如王好古《阳证略例》介绍易老对于霍乱吐泻的看法，以足阳明总摄六经，用仲景方为主，如理中汤（丸）、五苓散、建中汤等，并用平胃散、四君子汤之类。假令胃与太阳经并，头项肢节痛，脉浮者，于前所用药加味，自汗加桂枝，无汗加麻黄了假令胃与少阳经并，胁下痛，脉弦者，加柴胡、干木瓜；假令胃与阳明本（注：“本”字可能作“府”字或“藏”字解，下同）并，吐泻后大小便不通，脉实者，加大黄；假令胃与太阴经并，腹痛、体重，脉沉细者，加芍药、干姜；假令胃与少阴本并，四肢拘挛、身寒、脉沉迟者，加姜、附；假令胃与厥阴本并，四肢厥逆，脉微缓者，加姜、附、当归、吴茱萸。又如《洁古家诊·风门》以小续命汤治八风五痹痿厥等疾，也分六经见证加减。这些例子，与《伤寒论》的六经分证，颇多共通之处，这在张氏一派（从元素以至天益）的著作中，是不胜枚举的。所以王好古《汤液本草·序》说：“观洁古之说，则知仲景之言。”李杲的《伤寒会要》(已佚)、张璧的《保命集》、王好古的《阴证略例》、《此事难知》，都是继承师说，参以己意，对《伤寒论》有所发挥，好古并把《伤寒》、《金匮》方称为祖方。但须指出，他们对于古法古方，不是一成不变，而是有因有革的；不是原方照搬，而是加减化裁的。如元素以九味羌活汤解利伤寒，就是师仲景大青龙汤之法而不用其方。据《此事难知》记述，大青龙汤治风寒两伤，但用之不当，往往有筋惕肉瞤及亡阳之失，易老初改用桂二麻一，后复改用九味羌活汤，增损用之，其效如神。按《伤寒论》大青龙汤证，实际是表寒里热，而非风寒两伤。元素先是改用桂二麻一，意在两解风寒，实本之于朱肱的《活人书》，必因无效而改用九味羌活，此汤解表清里，以治表寒里热之证，甚为合拍，故能加减用之，其效如神。这说明理论必须通过实践来作验证。元素正是非常重视实践的一位医家，他说:“前人方法，即当时对证之药也。后人用之，当体指下脉气，从而加减，否则不效。余非鄙乎前人而自用也……验脉取方，亦前人之例也”（见《医学启源》卷下)。“古方新病不相能也”这句话，也正是元素从实践中总结出来的经验之谈。

（二）养胃气为本

养胃气为本，是“张氏学”特点之二。李杲在《内外伤辨》中说:“易水张先生，尝戒不可用峻利食药（注：指吞服的丸药)，其峻利药必有情性，病去之后，脾胃安得不损乎？脾胃既损，是真气、元气败坏，促人之寿。当时投下一药，枳实一两，麸炒黄色为度，白术二两，只此二味，荷叶裹烧饭为丸，以白术苦甘温，其甘温补脾胃之元气，其苦味除胃中之湿热，故先补脾胃之弱，过于枳实克伐之药一倍；枳寒苦寒，泄心下痞闷，消化胃中所伤。此一药下胃，其所伤不能即去，须待一、二时辰许消化，是先补其虚而后化其所伤，则不峻利矣。当时，未悟用荷叶烧饭为丸之理，老年味之始得。荷叶之一物，中央空虚，象震卦之体，震者动也，人感之，生足少阳甲胆也，甲胆者风也，生化万物之根蒂也。食物感此气之化，胃气何由不上升乎？更以烧饭和药，与白术协力滋养谷气，而补令胃厚，再不致内伤，其利广矣大矣”（本段引文系节录）。按枳术丸系从《金匮》方枳实汤化裁而成，原方枳实用量重于白术，以消化水饮为主；张氏改汤为丸，白术用量重于枳实，则以补养胃气为主。方后注云：“内伤用药之大法，所贵服之强人胃气，令胃气益厚，虽猛食、多食、重食而不伤。”李杲制补中益气，升阳益胃诸方，即从本方及清震汤等方脱胎而出，可见学有所本。元素复明养胃之理，他说：“安谷者昌，绝谷者亡，水去则荣散，谷消则卫亡。荣散卫亡，神无所依。仲景云：‘水入于经，其血乃成，谷入于胃，脉道乃行’。故血不可不养，胃不可不温，血温胃和，荣卫乃行，常有天命”（说见《医学启源》、《内外伤辨》）。李杲《脾胃论·饮食劳倦所伤始为热中论》说：“人以胃气为本。盖人受水谷之气以生，所谓清气、营气、运气、卫气、春升之气，皆胃气之别称也。”李杲又在《内外伤辨》中说：“凡脾胃不足之证，须用升麻、柴胡苦平味之薄者，阴中之阳，引脾胃中清气行于阳道……又引黄芪、人参、甘草甘温之气味上行，充实腠理，使阳气得卫外而为固也。凡治脾胃之药，多以升阳补气名之者，此也。”正是阐发其师引而不发之理，发展而为脾胃内伤学说。

养胃气为本，确为张氏一派师弟相传的家法，如罗天益载一治验：

至元戊寅五月间，霖淫积雨不止。鲁斋许平仲先生，时年五十有八。面目肢体浮肿，大便溏多、腹胀、肠鸣时痛，饮食短少，命予治之。脉得弦细而缓。先生曰：“年壮时多曾服牵牛、大黄药，面目四肢时有浮肿。今因阴雨，故大发”。予曰：“营运之气，出自中焦，中焦者，胃也。胃气弱不能布散水谷之气，荣养脏腑经络皮毛，气行而涩为浮肿，大便溏多而腹肿肠鸣，皆湿气胜也。四时五脏皆以胃气为本，五脏有胃，则和平而身安。若胃气虚弱，不能运动滋养五脏，则五脏脉不和平。本脏之气盛者，其脉独见，轻则病甚，过则必死。故经曰，真脏之脉弦，无胃气则死。先生之疾，幸而未至于甚，当可调补。人知服牵牛、大黄为一时之快，不知其为终身之害也。”遂用平胃散加白术、茯苓、草豆蔻仁，数服而腹胀、溏泻、肠鸣、时痛皆愈。饮食进，止有肢体浮肿，以导滞通经汤（木香、白术、桑白皮、陈皮、茯苓）主之，良愈（见《卫生宝鉴》卷十四）。

以胃气为本是“张氏学”主要的一面。但须指出，它只是运用于非暴卒之病，犹今言慢性病；若在急性病，元素未尝不用寒凉之药，峻利之品。如《此事难知》记述易老用加减凉膈退六经热；《阴证略例》记述洁古老人治内伤三阴，用槟榔丸、煮黄丸、瓜蒂散、备急丸等方；《海藏治验录》引洁古老人云：“本经言夺食则已，非不与之食而为夺食也，当以药大下之而使不能食为之夺食也。”可见元素治病，是寒、热、补、泻、随证而施的。罗天益有一治验，可以说明元素治内伤三阴所以用峻下之理：

有博兔赤马剌，约年三旬有余，因猎得兔，以火炙食之，各人皆食一枚，惟马剌独食一枚半。抵暮至营，极困倦，渴饮湩乳斗余。是夜腹胀如鼓，疼痛闷乱，卧而欲起，起而复卧，欲吐不吐，欲泻不泻，手足无所措。举家惊慌，请予治之，具说饮食之由。诊其脉，气口大一倍于人迎，乃应食伤太阴经之候也；右手关脉又且有力。盖烧肉干燥，因而多食则致渴饮，干肉得湩乳之湿，是以滂满于肠胃，肠胃乃伤，非峻急之剂则不能去。遂以备急丸五粒，觉腹中转失气，欲利不利，复投备急丸五粒，又与无忧散五钱，须臾大吐，又利十余行，皆物与清水相合而下，约二斗余，腹中空快，渐渐气调，至平旦，以薄粥饮少少与之。三日后，再以参术之药调其中气，七日而愈。或曰："用峻急之药，汝家平日所戒，今反用之，何也？"予对曰："理有当然，不得不然。《内经》曰，水谷入口，则胃实而肠虚，食下则肠实而胃虚。更虚更实，此肠胃传化之理也。今饮食过节，肠胃俱实，胃气不能腐熟，脾气不能运化，三焦之气不能升降，故成伤也。大抵内伤之理，伤之微者，但减食一二日，所伤之物自得消化，此良法也；若伤之稍重者，以药内消之；伤之大重者，以药除下之……若药不瞑眩、厥疾弗瘳。峻急之剂，何不可用之有。"或者然之（见《卫生宝鉴·饮食自倍肠胃乃伤治验》卷四）。

据《此事难知》说："治病之道有三法焉，初、中、末也。初治之道，法当猛峻者，谓所用药势疾利猛峻也。缘病得之新暴，感之轻、得之重，皆当以疾利猛峻之药急去之；中治之道，法当宽猛相济。为病得之非新非久，当以缓疾得中之养正去邪相兼济而治之。养正去邪者，假令如见邪气多，正气少，宜以去邪药多，正气药少，凡加减药法，如此之类，更以临时对证消息增减用药，仍依时令行之无忌也。更加针灸，其效甚速；末治之道，法当宽缓。宽者谓药性平善，广服无毒，惟能养血气安中。盖为病证已久，邪气潜伏至深而正气微治，故以善药广服，养正多而邪气自去。更加以针灸，其效必速。”可以代表“张氏学”对于治疗疾病全面的看法。所以无杜思敬称这一派学说为：“圆融变化，不滞一隅，开阖抑扬，所趋中令，其要以扶护元气为主”（见《济生拔粹方序》）。

（三）处方用药自成家法

元素在具体治疗上非常讲究药性以及处方的规则、处方用药自成家法是“张氏学”特点之三。其所以重视方与药，王好古在其所著《汤液本草·序》中说得很明确。他说：“世皆知《素问》为医之祖，而不知轩岐之书，实出于《神农本草》也。殷伊尹用本草为汤液，汉仲景广汤液为大法，此医学之正学，虽后世之明哲有作，皆不越此。”而好古的《汤液本草》其源正是出于洁古老人的《珍珠囊》李时珍谓洁古《珍珠囊》止论（药）百品，未及编评，今本《珍珠囊》收药却有113味（据《济生拔粹》本）。查《汤液本草》收药242味，其中引《珍珠囊》之说者恰有百品，说与今本《珍珠囊》亦间有出入。其百品之数与时珍所言是巧合抑或所本之原书，正为时珍所看到者，尚得进一步研究，但其所引元素之说，对于疗效非常肯定，理论又自成一家之言，出于经验总结，当无疑义，摘引数例以见一斑：

羌活：骨节痛非此不能除。

葛根：益阳生津，勿多用，恐伤胃气，虚渴者非此不能除。按元素对于消渴病之治疗，非常赏用葛根，李杲尝谓门人罗天益云："洁古老人有云：能食而渴者，白虎倍加人参，大作汤剂多服之；不能食而渴者，钱氏白术散，倍加葛根，大作汤剂广服之。"（说见《卫生宝鉴》卷十二）

川芎：散肝经之风……又引易老云："上行头目，下行血海，故清神，四物汤所皆用也。"

桔梗：阳中之阴，谓之舟楫，诸药有此一味，不能下沉，治鼻塞。又引易老云："与国老（甘草）并行，同为舟楫之剂，如将军（大黄）苦泄峻下之药，欲引胸中至高之分成功，非此辛甘不居。譬如铁石入江，非舟楫不载，故用辛甘之利以升之也。"

陈皮：益气利肺，有甘草则补肺，无甘草则泻肺。

干姜：寒湿所胜，以辛散之，经炮则味苦。又引易老云："干姜能补下焦、去寒，故四逆汤用之。干姜味本辛，及见火候稍苦，故止而不移，所以能治里寒，非苦附子行而不止也。"

归纳"张氏学"处方用药的家法，是：

1. 发挥《素问·阴阳应象大论》的理论，依据药性的气味厚薄，分为阴阳，升降，浮沉。其规则是：

①药物的气为阳，味为阴；阳主升、主浮，阴主降、主沉。然气味有厚薄，气厚为纯阳；气薄为阳中之阴，升中有降，浮中有沉。味厚为纯阴；味薄为阴中之阳，降中有升，沉中有浮。所以味厚则泄，味薄则通；

气厚则发热，气薄则发泄。例如：附子，气之厚者，为阳中之阳，故发热；大黄、味之厚者，为阴中之阴，故泄下；茯苓，气之薄者，为阳中之阴，故利小便；麻黄，味之薄者，为阴中之阳，故发汗。

②同一药物，根（指植物根部近茎一端）梢（指植物根部远茎一端）的作用不同，根升梢降。病在中焦用身，上焦用根，下焦用梢。

③药物的炮制，在一定程度上能影响其升降作用。例如：黄连、黄芩、知母、黄柏诸药，用于病在头面及皮肤者，须酒炒，使之上升；用于咽之下，脐之上病，酒洗之；在下之病生用。

2. 发挥《素问·脏气法时论》五脏苦欲不同的理论，倡为五脏六腑气味补泻不同之说：肝胆，温补、凉泻、辛补、酸泻；心，小肠，热补、寒泻，咸补，甘泻；命门、三焦，同心、小肠；肺，大肠，凉补、温补、辛泻；肾、膀胱，寒补，热泻，苦补、咸泻；脾胃，湿热补、寒凉泻、甘补，苦泻。总之，气之补泻，是寒、热、温、凉四气，各从五脏之本性则补，反之则泻；味之补泻，则是根据《脏气法时论》提出的规律。此文，实即说明药物补泻，各有所宜。如气寒之药，在肾则为补，在心则为泻；酸味之药，在肺则为补，在肝则为泻。至于其所举五脏五味补泻药物，则不过引以为例，却不可拘。诚如李时珍说："甘缓、酸收、苦燥、辛散、咸软、淡渗，五味之本性，一定而不变者也；其或补或泻，则因五脏四时而迭相施用者也。温、凉、寒、热，四气之本性也；其于五脏补泻，亦迭相施用也。此特洁古张氏因《素问》饮食补泻之义，举数药以为例耳，学者宜因意而充之。"

3．药物归经说：由于张氏对于疾病的看法，多主六经分治，故对于药物，倡言某药归某经，须随经见证用药，使其力专效捷。如头痛一症，一般用川芎，如不愈，当分经论治："太阳则羌活；少阴则细辛；阳明则白芷；厥阴则川芎，吴茱萸；少阳则柴胡。用者随证不可差"（见《汤液本草》细辛条引《珍珠囊》）。如同一泻火药，有黄连泻心火；黄芩泻肺火（栀子佐之）又泻大肠火；柴胡泻肝、胆之火（黄莲佐之）又泻三焦之火（黄芩佐之）；白芍药泻脾火；知母泻肾火；木通泻小肠火；石膏泻胃火；黄柏泻膀胱火之不同。元素在《医学启源》中肯定地说，"以上诸药，各泻各经之火，止能如此。但在处方时合为君臣，又当详其宜而用之，不可执也"（节录原文大意）。罗天益有一治验，说明药物归经的重要性如下：

太尉忠武史公，年六十八岁。于至元戊辰十月初，侍国师于圣安寺丈屋中，煤炭火一炉在左侧边，遂觉面热，左颊微有汗，师及左右诸人皆出，因左颊疏缓，被风寒客之，右颊急，口㖞于右，脉得浮紧，按之洪缓……议以升麻汤（升麻、芍药、葛根、甘草）加防风、秦艽、白芷、桂枝发散风寒，数服而愈。或曰："世医多以续命汤等药治之，今君用升麻汤加四味，其理安在？"对曰："足阳明经起于鼻，交頞中，循鼻外，入上齿中；手阳明经亦贯于下齿中。况两颊皆属阳明。升麻汤乃阳明经药，香白芷又行手阳明之经，秦艽治口噤，防风散风邪，桂枝实表而固营卫，使邪不能再伤，此其理也"。夫病有标本、经络之别，药有气味厚薄之殊，察病之源，用药之宜，其效如桴鼓之应。不明经络所过，不知药性所至，徒执一方，不惟无益，而又害之多矣。学者宜精思之（见《卫生宝鉴·风中血脉治验》卷八）。

4. 治病必先岁气，无伐天和，随四时加减用药，例如：春加防风、升麻；夏加黄芩、知母、白芍；秋加泽泻、茯苓；各加桂枝（见《珍珠囊》）。李杲在《脾胃论》中也说："夫诸病四时用药之法，不问所病，或温或凉，或热或寒，如春时有疾，于所用药内加清凉风药；夏月有疾加大寒之药；秋月有疾加温气药，冬月有疾，加大热药"。"张氏学"一派所制的著名方剂，都有四时加减用药之例，这是根据《素问·四气调神大论》春夏养阳、秋冬养阴之义（王注谓：春食凉、夏食寒以养于阳；秋食温、冬食热以养于阴，而推之于用药。

5. 制方法：元素认为药有寒、热、温、凉之性，酸、苦、辛、咸、甘、淡之味。同气之物必有诸味，同味之物必有诸气。气味又各有厚薄，功用不等。五脏有苦欲之不同，为病有标本、脏腑、寒热、虚实、微甚、缓急之各别。必须明了这种错综复杂的关系，操纵七方十剂的原则，随证制方。治上以缓，缓则气味薄，少服而频服；治下以急，急则气味厚，多服而频服。对于君臣佐使，他举例说明，如治热以寒，苦寒以为君，可选用芩、连、黄柏、知母、生地等药，酒洗过用之，寒因热用也；甘寒以为佐，可选用黄芪、人参、甘草等药；大辛以解结为臣[①]，可选用连翘、当归、藁本等药；通经以为使，可随经选取使药：手、足太阳—羌活、藁本；手、足少阳—柴胡；足阳明—升麻、葛根、白芷；手阳明—白芷；足太阳—芍药；足少阴—独活、桂；手、足厥阴—柴胡；手太阴—白芷、升麻或加葱白；手少阴一独活[2]。这就是一般称为引经报使药。元素举例说明这些通经之药，在处方上可以作为使药来用，使其取效更捷而已。例如：一富者前阴臊臭，又因连日饮酒，腹中不和。元素以为前阴者，足厥阴肝脉所过，酒生湿热，合乎下焦为邪，用龙胆泻肝汤治之（说见《兰室秘藏》），方中的柴胡，就是作为肝经的引药。

（四）“张氏药”对后世的影响

“张氏学”的处方用药，自成家法，在这一点上，张璧、李杲、好古、天益等人，基本上都是一脉相承的。其养胃气为本之宗旨，李杲得其学而更有发挥，创为内伤学说，务以补益脾胃，维护元气为主，故当时有医中王道之称。然其末流所及或失之于平庸，以致如《此事难知》所说:“主张氏者，或未尽张氏之妙，则瞑眩之药，终莫敢报，至失机后而不救者多矣。”可谓切中这一流派的弊病了。

在这一派医家中，王好古在某些方面，已稍变其师法。其不同之点是；元素、李杲的用药，寒、热、补、泻，随证而施，好古则侧重于温补；元素、李杲旨王温养脾胃，好古则从温养脾胃转向温补脾胃。如元素治内伤三阴用下，好古治内伤三阴用补。明代的温补学说，基本上为“张氏学”的发展，但更多的是受到好古的影响。又好古对其师的家法，有不尽合理者，也敢于提出不同意见。如元素谓白术生津，又说非白术不能去湿。好古说：“除湿利水道，如何是益津液；”元素谓沙参可以代人参，取其味甘可也。好古说:“人参补五脏之阳，沙参苦微寒，补五脏之阴，安得不异。”这种坚持真理的精神，是很值得钦佩的。

较早于“张氏学”而与“张氏学”并行于当时者，有“河间刘氏学”。《此事难知》说：“近世论医，有主河间刘氏者，有主易州张氏者。盖张氏用药，依准四时阴阳升降而增损之，正《内经》四气调神之义，医而不知此，是妄行也；刘氏用药，务在推陈致新，不使少有怫郁，正造代新新不停之义，医而不知此，是无术也。”正说着“张氏学”与“刘氏学”的分歧所在及其各有长短之处。但二家学说，虽然各立门户而又互为影响，如元素自制新方的精神，无疑受到刘氏的影响；而河间的著名方剂，如防风通圣散、六一散，桂苓甘露饮等，在张氏一派的著作中，都加以引用，又如《医学启源》一书，虽不一定为元素本人所作，但无论如何总是“张氏学”代表作之一。书中就吸收了不少河间《原病式》的论点，如说：“伤寒表热，服石膏、知母、甘草、滑石、葱、豉之类寒药，汗出即解”（见《医学启源》卷上），宛然河间口吻；其“卷中”一部分几乎是《原病式》的节录。在“河间刘氏学”一方面，河间《素问病机气宜保命集》的许多论点，亦与元素相同，李时珍以为是元素所作。我认为，此书既非元素所作，也非河间所作，而是河间一派医家，大量吸取了“张氏学”的内容，托名于河间以行世者[3]。这两派学说，通过互相渗透，互相促进，到了丹溪，以“刘氏学”为主，又吸收了“张氏学”之长，融会而贯通之，又成为一独立的学派。

《医学启源》序称元素有医方三十卷，遭火亡佚，存世张氏著作，多属后人依托，李时珍谓为驳杂不伦，诚属如此。即如《本草纲目》序例所载之“脏腑虚实标本用药式”，我亦疑非张氏之说。因为，第一，此式不见于张氏著作或其弟子著作中，而且李时珍根本没有注明为张元素所作（《本草纲目·序例》引张氏说者都注明）；第二，近人谓此式内容，根据于《中藏经》“论五脏六腑虚实寒热生死逆顺脉证之法。”实则两者很有不同。虽《医学启源》载有“五脏六腑十一经脉证法”与《中藏经》基本相同，然其所用方药，又与此式很有出入。抑且张氏处方用药的家法，原有灵活回旋余地，其失尚不免于机械，而此式之为机械则显然，即使果为张氏之作，我以为，亦不足为法。

在张氏弟子之著作中，有引证师说者，虽属片言只语，却较为可靠，故本文更多据以主论。所引材料容有未当，论据也不够充分，错误之处，尚希读者指正。

注解

①当云甘寒以为臣，大辛以解结为佐，较合理。臣、佐疑互解。

②《本草纲目》序例引用《洁古珍珠囊》引经报使药，《汤液本草》载东垣报使药，与此互异。可见都是举例而言，故各不同。

③本书李时珍以为元素所作，《医管考》谓其旨趣不类张氏，仍当归之何间。实则书中理论与方药，与元素其他著作，颇多雷同之处。但张氏自成一家，无托名于河间之理。故我疑本书为河间一派医家杂糅刘、张病家学说之作。

张元素方论辑佚

金、元之间，医有易州张氏学，创子张元素，继之有张璧、李杲（东垣）、王好古、罗天益等人，其学以养胃气为本，注重疾病的内因，对中医的学术思想，影响极为深远。

元素有医方三十卷，遭火亡失，传世著作，多为后人依托，李时珍称其驳杂不论。然其弟子诸书，源皆出于张氏，称道师说之处亦颇多，可以据此溯其源委，窥其家法。本篇，辑自张璧《云岐子脉诀》、《云岐子论经络通随补泻法》、李杲《内外伤辨》、《脾胃论》、《兰室秘藏》、王好古《医垒元戎》、《阴证略例》、《汤液本草》、《此事难知》、罗天益《卫生宝鉴》诸书，以供研究张氏学说者之参考。

（一）元素论脉

“实脉寻之举有余，伏阳蒸内致脾虚，食少只缘生胃壅（痈）、温和汤药乃痊除。

洁古云：“脾脉本缓，仅得客脉实，缓实相合，主胃中有热，故脾气温反实，故不食也。食少气不宣通，故为胃壅，上出脓血是也。一云气寒则不宣通，温即流行。伏阳者，藏热于胃，脾热而食少，胃中虚热，多生壅肿，治之以藿香半夏散。

藿香叶　制半夏各一两　丁香半两

右为粗末，每服三钱，水一盏半，生姜七片，煎去滓，稍热服，食前。

紧脉三关数又弦，上来风是正根元，忽然狂语人惊怕，不遇良医不得痊。

洁古云：“此是三阳合病。紧数，太阳也；弦多，少阳也：狂言，阳明也，故实则谵语。”

“七洪者，阳也，指下导之极大，举之有余日洪。主头痛，四肢浮热，大肠不通，燥粪结涩，口干，遍身疼痛。

洁古云：此乃是正阳阳明。身热、目痛、鼻干，不得卧，则知病在阳明经也。洪脉者，按之实，举之盛。洪者，阳太过，阴不及，主头痛，四肢热，大便难，小便亦涩、夜卧不安。治法：阳证下之则愈。如下之，随证虚实，有大承气汤，有小承气汤、有大柴胡汤、桃仁汤，随证用之。此证有两议：或按之无，举之盛，当解表，不可下，下之则死。脉沉当下，下之则愈。”

“（洪）更向尺中还若是，小便赤涩脚酸疼”。

洁古云：“洪在尺中，阴不及阳也。至从下上，先损肾肝，故小便赤涩，骨痿筋缓。”

按：元素注重脉学，如云：“前人方法，即当时对证之药也，后之用之，当体指下脉气，从而加减，否则不效。”（见《医学启源》卷下）故元刘驷称其学得张机、王叔和、孙思邈、钱乙之传。元素著有《王叔和脉诀注》已佚。上辑四条论脉，见于《云岐子脉诀》是书为其子张璧（云岐子）所著，可能本之于《王叔和脉诀注》。

（二）元素治疗思想

“洁古老人云：无病服药，乃无事生事。”（见《卫生宝鉴》卷一《无病服药辨》）

“先师尝曰：洁古老人有云：‘养正积自除，犹之满座皆君子，纵有一小人，自无容地而出’。”（见《卫生宝鉴》卷十四《养正积自除》。先师指李杲）“洁古先师云：“假令五脏胜，各刑已胜，补不胜而泻其胜。”（见《卫生宝鉴》卷二十二《肝胜乘脾》）

“易水张先生尝戒不可用峻利食药，食药下咽，未至药丸施化，其标皮之力始开，便言空快也。所伤之物已去，若更待一两时辰许，药尽化开，其峻利药心有情性，病去之后，脾胃安得不损乎。脾胃既损，是真气元气败坏，促人之寿。当时说下一药枳实一两，麸炒黄色为度，白术二两，只此两味，荷叶裹烧饭为丸。以白术苦甘温，其甘温补脾胃之元气，其苦味除胃中之湿热，利腰膝间血，故先补脾胃之弱，过于枳实消化之药一倍。枳实味苦寒，泄心下痞闷，消化胃中所伤，此一药下胃，其所伤不解即去，须待一两时辰许，食则消化，是先补其虚而后代其所伤，则不峻利矣。当是之时，未悟用荷叶烧饭为丸之理，老年味之始得，可谓神奇矣。荷叶之一物，中央空虚，象震卦之体，震者动也，人感之生。足少阳甲胆也，甲胆者，风也，生化万物之根蒂也。左传云："履端于始，序则不愆。"人之饮食入胃，营气上行，即少阳甲胆之气也。其手少阳三焦经，人之元气也，手足经同法，便是少阳元气生发也。胃气、元气、谷气、甲胆上升之气一也。异名虽多，止是胃气上升者也。荷叶之体，生于水土之下，出于秽污之中，而不为秽污所染，挺然独立，其色青，形乃空，清而象风木者也。食药感此气之化，胃气何由不上升乎？其主意用此一味为引用，可谓远识深虑，合于道者也。更以烧饭和药，与白术协力滋养谷气而补，令胃厚，再不至内伤，其利广矣大矣。"

"易水张先生枳术丸　治痞消食强胃

白术二两　枳实　麸炒黄色去瓤一两

上同为极细末，荷叶裹烧饭为丸，如梧桐子大。每服五十丸，多用白汤下，无时。白术者，本意不取其食速化，但令人胃气强食，不复伤也。"（见《内外伤辨》卷下《辨内伤饮食用药所宜所禁》并见《兰室秘藏》卷上《脾胃虚损论》。小异）

“枳术丸　本仲景汤也，易老改丸。

治老幼虚弱，食不消，藏解软。

枳实三分，麸炒黄色　白术一两

上细末，荷叶裹烧饭为丸，或姜浸钲饼丸亦得，桐子大，米饭下三二十丸。食后。小儿丸小。”（见《阴证略例》）

按：元刘驷序《内经类编》称“近世医，有易州张氏学……其为法，自非暴卒（猝），必先以养胃气为本而不治病也。”上辑方论。可征。盖其治疗思想，注重内因，认为“养正积自除。”其枳术丸一方，以补养胃气为主，李杲发挥此理，创为脾胃内伤学说，其补中益气、升阳益胃诸方，即从枳实丸方意脱胎而出。

（三）元素治热病

“桂枝麻黄各半汤

太阳证，头痛发热，自汗恶风，脉当缓而反紧，伤风得伤寒脉也；

太阳证，头痛发热，无汗恶寒，脉当急而反缓，伤寒得伤风脉也。

二证脉不同，本经大青龙汤主之。易老桂枝麻黄各半汤，此言外之意。杨氏云：非明脉者，不可用大青龙汤，以其有厥逆、筋惕、肉瞤及亡阳之失也，故易老改为九味羌活汤，而不用桂枝麻黄也。羌活汤，不论有汗无汗，悉宜服之，但有缓急不同矣。九味羌活汤药证加减，服饵缓急，具见于后。”

“桂枝二麻黄一汤

太阳证，发热恶寒，自汗脉缓；

太阳证，发热恶风，无汗脉缓。

此易老原将麻黄一桂枝二治上二证，后复改用羌活汤。”

“易老解利法

经云：有汗不得服麻黄，无汗不得用桂枝。若差服则其变不胜数，故立此法。使不犯三阳禁忌。解利神方。

九味羌活汤

羌活（治太阳肢节痛，君主之药也。然非无以为之主也，乃拨乱反正之主，故大无不通，小无不入，关节痛非此不治也）。

防风（治一身尽痛，乃军卒中卑下之职，一听军令而行，所使引之而至）。

苍术（别有雄壮上行之气，能除湿，下安太阴，使邪气不纳传之子足太阴脾）。

细辛（治足少阴肾苦头痛）。

川芎（治厥阴头痛在脑）。

香白芷（治阳明头痛在额）。

生地黄（治少阴心热在内）。

黄芩（治太阴肺热在胸）。

甘草（解缓里急，调和诸药）。

以上九味，虽为一方，然亦不可执，执中无权，犹执一也。当视其经络前后左右之不同，从其多少大小轻重之不一，增损用之，其效如神。㕮咀，水煎服。若急汗，热服以羹粥投之；若缓汗，温服而不用汤投之也。

脉浮而不解者，先急而后缓；

脉沉而不解者，先缓而后急。

九味羌活汤不独解利伤寒，治杂病如神。

中风行经者加附子，中风秘涩者加大黄，中风并三气合而成痹等证；各随十二经上下内外寒热温凉四时六气加减补泻用之，炼蜜作丸尤妙。”

“加减凉膈退六经热

易老法凉膈散减大黄芒硝加桔梗同为舟楫之剂，浮而上之，治胸膈中与六经热，以其手足少阳之气，俱下胸膈中，三焦之气同相火游行于身之表，膈与六经乃至高之分，此药浮载，亦至高之剂，故解于无形之中，随高而走，去胸膈中及六经热也。”

按：以上并见《此事难知》卷上。元素治热病，虽自制新方，然分经疗治，则遵仲景法。张氏一派医家治杂病亦主分经疗治，如中风、疟、霍乱、渴，都从六经见证加减。张氏倡药物归经说本此。

（四）元素论杂病

“动而得之为中热，静而得之为中暑。”（见《脾胃论》卷中《脾胃虚弱随时为病随病制方》篇。李杲释之曰：“中暑者，阴证当发散也；中热者阳证，为热伤元气，非形体受病也。”）

“尝记洁古有云：‘中脏者多滞九窍，中府者多著四肢。’”（见《卫生宝鉴》《风中脏治验》卷八）

“洁古老人分而治之，能食而渴者，白虎加人参汤；不能食而渴者，钱氏方白术散，倍加葛根治之。”（见《兰室秘藏》卷上《消渴论》）

“东垣先生尝谓予曰：‘洁古老人有云，能食而渴者，白虎倍加人参，大作汤剂多服之；不能食而渴者，钱氏白术散倍加葛根，大作汤剂广服之’。”（见《卫生宝鉴》《消渴治法并方》卷十二）

“先师尝病头痛，发时两颊青黄，晕眩、目不欲开，懒言，身体沉重，兀兀欲吐。洁古曰：‘此厥阴太阴合病，名曰风痰’。以局方玉壶丸治之，更灸侠溪穴，即愈”。（见《兰室秘藏》卷中《头痛论》。先师当指李杲。局方玉壶丸，系生南星、生半夏、天麻、头白面四味为丸，沸汤煮熟，生姜汤送下。元素水煮金花丸李杲半夏白术天麻汤都从此方化生）

“洁古曰：‘热在下焦，填塞不便（按：当指小便）’，是治关格之法。”（见《医学发明·本草十剂》疑有脱文）

“易上老云：‘寒在胸中，遏绝不入，热在下焦，填塞不便’。”（见《兰室秘藏》卷下《小便淋闭论》。李杲滋肾丸，即本此立方）

“洁古老人内伤三阴例

论曰：人之生也，由五谷之精气所化，五味之备，故能生形。经曰：味归形，若伤于味，亦能损形，今饮食反过其节，肠胃不能，气不及化，故伤为脾。论曰：饮食自倍，肠胃乃伤。或失四时之调养，故能为人之病也。经曰：气口曰坤，口乃脾之候，故脾胃伤。气口紧盛而伤者，有多少有轻重焉。如气口一盛，脉得六至，则伤于厥阴，乃伤之轻也，槟榔丸主之，气口二盛，脉得七至，则伤于少阴，乃伤之重也，煮黄丸主之：气口三盛，脉得八九至，则伤于太阴，乃伤之尤重也，故填塞闷乱，心胸大痛，兀兀欲吐，得吐则已，俗呼为食迷风是也。经曰：上部有脉，下部无脉，其人当吐，不吐则死，宜吐之以瓜蒂散，如不能则无治也。

经曰：其高者因而越之，其下者引而竭之。如伤之太甚，仲景之物备急丸下之。

海藏云：‘洁古所论内伤三经，盖出于《内经灵枢岐伯阴脉法》’。”(见《阴证略例》。并见《素问病机气宜保命集·内伤论》，此书李时珍谓为元素所著，非刘完素所著，此亦一证。槟榔丸方为槟榔、木香、枳实、牵牛头末，去白陈皮等味，煮黄丸方为雄黄、巴豆、白面等味)

易老法霍乱吐泻，足阳明活摄六经。

大抵仲景药为主，理中汤、理中丸、五苓散、建中汤、平胃散、四君子汤之类。

假令胃与太阳经并，脉浮者，于前所用药内加：

自汗者加桂枝，无汗者加麻黄，以其有头项肢节痛故也；

假令胃与少阳经并，脉弦者，于前所用药内加柴胡、干木瓜、以其胁下痛故也，

假令胃与阳明本并，脉实者，于前所用药内加大黄，以其吐泻后大小便不通故也；

假令胃与太阴经并，脉沉细者，于前所用药内加芍药干姜，以其腹痛体重故也；

假令胃与少阴本并，脉沉迟者，于前所用药内加姜、附，以其四肢拘挛身寒故也；

假令胃与厥阴本并，脉微缓者，于前所用药内加姜，附、当归、吴茱萸，以其四肢厥逆冷故也。厥阴本药，吴茱萸汤，当归四逆汤皆是。”(见《阴证略例》)

“洁古老人云：‘霍乱转筋，吐利不止者，其病在中焦也，阴阳交而不和，发为疼痛也。此病最急，不可食分毫粥饮，谷气入胃则死矣。治有两种：渴欲饮水者，阳气多也，五苓散主之；不欲饮水者，阴气多也，理中丸主之。只待吐尽多时，微以粥饮渐渐养之，以迟为妙也。”(见《卫生宝鉴》卷十六《霍乱吐泻》。半夏汤方为

茯苓、白术、半夏曲、甘草、淡味桂等味，作散调服）

“余昔闻洁古老人云：‘本经言夺食则已，非不予之食而为夺食也，当以药大下之而使不能食为之夺食也。”（见《阴证略例》附《海藏治验录·阳狂》。“夺食则已”见《素问·病能论》“夺其食即（狂）已”）

“易老谓渴逆者，火热奔急上行而肺阴不内，何其当哉。故便秘者，大承气汤下之；便软者，泻心汤主之也。”（见《济气拔粹》本《阴证略例·少阴咳逆》。疑有讹夺。“渴逆”当作“呃逆”）

“易老治五积

肺息贲　人参　紫菀

心伏梁　菖蒲　黄连　桃仁

脾痞气　温白丸加吴茱萸　干姜

肺肥气　柴胡　川芎

肾奔豚　丁香　茯苓　远志”

见《医垒元戎》卷六。温白丸方为川芎、紫菀、菖蒲、柴胡、厚朴、桔梗、吴茱萸、皂荚、茯苓、干姜、黄连、人参、巴豆、桂、蜀椒等味。

（五）元素论小儿病

“洁古老人瘢论

论曰：瘢疹之候，其为证各异，疮发焮肿于外者，属少阳三焦相火也，谓之瘢；小红点行皮肤之中不出者，属少阴君火也，谓之疹。凡显瘢证，若自吐泻者，慎勿乱治而多吉，谓邪气上下皆出也。大凡疮疹首尾皆不可下，恐妄动而变，此谓少阳通表，宜和之也。当先安里解毒，次微发之。安里解毒，须安五脏，防风汤是也。如大便不涩者，须微发之药，钱氏方中甚多，宜选用之。如大便过秘，宜微利之，当归丸、枣变百祥丸是也。初知瘢疹，若使之瘢疹并出，小儿难禁，是以别生他证也。首尾不可下者，首曰上焦，尾曰下焦，若能吐利，犹不可下也，须宜安里。若不吐泻者，先安里药三五服。如能食而大便秘结内实者，宜疏利之；若内虚而利者，宜用里药，末后一服调微发之药服之。大抵安里之药多，发表之药之，秘则微疏之，令邪气不壅并而解番次，使儿易禁也。身温暖者顺，身凉者逆，二者宜多服防风汤和之。安里。若大便实秘，能饮食而内实，宜当归丸微利之。"（见《瘢论萃英》。防风汤方为防风、地骨皮、黄芪、芍药、荆芥、枳壳、鼠粘子等味；当归丸方为当归、甘草、黄连、大黄等味；枣变百祥丸方为大戟、青州枣等味。

"洁古老人辨急慢惊风

急惊，阳证，小儿咳嗽，痰热积于胸膈，属少阳诸府受病也。谓热即生风，或因闻大惊而作，谓东方震卦，得火气而发搐，火本不动，焰、须风而动，当用利惊丸与导赤散、泻青丸、地黄丸，搐止，服安神丸。

慢惊、阴证，小儿吐泻病久，脾胃虚损，大便下痢，当去脾胃间风，先以宣风散导之，后用史君子丸、益黄散，其痢即止。若不早治，即成慢惊，瘈疭者，似搐而不甚搐，脾胃虚损，致被肝木所乘，属诸脏受病也。用温补羌活膏主之。"（见《卫生宝鉴》卷十九。所用方俱出钱乙）

按：元素服膺钱氏，著有《钱氏补遗》，已佚。利惊丸方为天竺黄、青黛、轻粉、黑牵牛等味；安神丸方为山药，麦门冬、马牙硝、甘草、白茯苓、寒水石、朱砂、龙脑等味；宣风散方为甘草、橘皮、牵牛、槟榔等味；史君子丸方为使君子、厚朴、陈皮、川芎等味；羌活膏为天麻、人参、羌活、川芎、赤茯苓、白附子、沉香、木香、母丁香、藿香、肉豆蔻、麻黄、干葛（一方作防风）、炮附子、真珠末、麝香、牛黄、雄黄、辰砂，干蝎、白僵蚕、百花蛇、轻粉、龙脑等味。

元素处方用药

“易老门冬饮子　治老弱虚人大渴。

人参　枸杞　白茯苓　甘草各三钱　五味子　麦冬去心各半两

上为粗末，生姜水煎”。（见《医垒元戎》阳明证）

“洁古老人天麻丸　治证见《活法机要》

天麻六两酒浸三日焙干秤　除风痹

牛膝六两酒浸三日焙干秤　强筋

玄参六两　枢机管领

萆薢六两另为末　壮骨

杜仲七两锉炒去丝　使筋骨相着

当归十两全用　和养血

羌活十两或十五两　去骨节间风

生地黄一斤　益真血

附子一两炮　行诸经不止

独活五两　去肾间风邪

上为细末，炼蜜为丸，如桐子大，每服五十七丸，病大至百丸，空心食前温酒白汤下，服药忌壅塞，宜于通利。故服半月，稍觉壅塞，微以七宣丸轻疏之，使药再为用也”。（见《医垒元戎》少阴证。今本《活法机要》无此方，《洁古家珍》风门有此方治证云：“行荣卫，壮筋骨”）

“易老解利法　干山药一两　藜芦一钱

上为细末，纸捻蘸少许鼻内搐之。”（见《医垒元戎》卷一）

“洁古老人凉膈散　大黄、硫解六经中热，亦治小儿瘢。欲发之，则加防风升麻二物尤妙。”（见《医垒元戎》卷二）

“洁古云：‘防风为上使，黄连为中使、地榆为下使。色愈色紫者，陈血也，熟地黄。色鲜红者，新血也，生地黄。寒热者加柴胡，肌热者加地骨皮’。”（见《医垒元戎》卷二）

按：此指易简胃风汤的加减。易简胃风汤治大人小儿风冷乘虚入客肠胃，水谷不化，泄泻注下，及肠胃湿毒下如豆汁或下愈血，日夜无度。方为人参、茯苓、川芎、桂、当归、芍药、白术、粟米等味。

“洁古老人云：‘（大柴胡汤）治表证仍互，里证已急。不如此，不可用。小柴胡去参、草加枳实、大黄。如缓治不减人参、甘草’。”（见《医垒元戎》卷二）。

“洁古老人方

上用蝼蛄去头尾、与葡萄心同捣，露七日，曝干为末，淡酒调下，暑月湿用尤佳。”（见《医垒元戎》卷七，为治水气喘满之方）。

“易老水煮金花丸，主治修制并见《活法机要》

南星　半夏　天麻　雄黄　生姜　白面　寒水石

上为细末，滴水丸桐子大，煮熟　生姜汤下。”

“小黄丸　主治修制并见活法机要

黄芩　南星　半夏　生姜

右姜叶打糊为丸。”（见《医垒元戎》卷八。今本《活法机要》无此方。《洁古家珍》载水煮金花丸“治风痰咳嗽，其脉弦、面青、四肢满闷，便溺闭塞，心多躁怒。”小黄丸“治热痰咳嗽，其脉洪而面赤、烦热、心痛、唇口干燥、多喜笑。”）

“易老祛风丸

治疥癞、经云：风中血脉而成疠风，疠风即癞也。

黄芪　枳壳　防风　芍药　甘草　生地黄　熟地黄　地骨皮　枸杞子

上九味，木臼杵为细末，炼蜜丸桐子大，空心白汤下三十丸。此药与摩风膏子外治相表里”。（见《医垒元戎》卷十）

“易老珍珠丸

黄柏　蛤粉各二两

上锉黄柏新瓦上炒，二味共为细末，水丸，温盐酒任下。治阳盛阴虚，精不禁之奇方也”。（见《医垒元戎》卷十）

“易老云：‘益火之源以消阴翳，则便溺有节，乌附之类是也；壮水之主以镇阳光，则渴饮不思，蛤蛎之类是也。’”（见《医垒元戎》卷十化水丹下，化水丹方为乌头大者四个炮，牡蛎炖二两，蛤粉六两，细末，醋糊丸，桐子大，冷水下三五十丸。止消渴，化停水。）

“四物汤与桂枝、麻黄、白虎、柴胡、理中、四逆、茱萸、承气、凉膈等，皆可作各半汤，此易老用药之大法。”（见《医垒元戎》卷十一）

“易老曰：‘非白术不能去湿，非枳实不能消痞，非天雄不能补上焦之阳虚，非附子不能补下焦之阳虚。’”（见《此事难知》卷下）

葛根

“珍云：益阳生津，勿多用。恐伤胃气，虚渴者非此不能除。”

“易老云：用此以断太阳入阳明之络，即非太阳药也。故仲景治太阳阳明合病，桂枝汤内加麻黄葛根也。又有葛根黄芩黄连解肌汤，是知葛根非太阳药，即阳明药。”

“易老又云：太阳初病，未入阳明头痛者，不可便服葛根发之。若服之，是引贼破家也。若头颅痛者，可服之。葛根汤，阳明自中风之仙药也”。

细辛

“珍云：主少阴经头痛。”

易老云：治少阴头痛。太阳则羌活。少阴则细辛，阳明则白芷，厥阴则川芎、吴茱萸，少阳则柴胡。用者随经不可差。细辛香味俱细而缓，故入少阴，与独活颇相类。”

白芷

“珍云：治风通用，去肺经风热。”

川芎

“珍云：散肝经之风，贯芎治少阳经苦头痛。”

“易老云：上行头目，下行血海，故清神四物汤所皆用也。入手足厥阴经。”

桔梗

“珍云：阳中之阴，谓之舟楫，诸药有此一味，不能下沉，治鼻塞”。

“易老云：与国老并行，同为舟楫之剂，如将军苦泄峻下之药，欲引至胸中至高之分成功，非此辛甘不居。譬如铁石入江，非舟楫不载。故用辛甘之剂以升之也。”

秦艽

“珍云：去手阳明经下牙痛，口疮毒，去本经风湿。”

黑附子

“珍云：治脾湿肾寒。”

白豆蔻

“珍云：去积冷气，散肺中滞气，宽膈，止吐逆，治反胃消谷，下气进食，去皮用。”

白术

“洁古云：温中去湿，除热，降胃气。苍术亦同，但味颇厚耳，下行则用之。甘温补阳，健脾逐水。寒淫所胜，缓脾，生津去湿。渴去用之”。

“洁古又云：非白术不能去湿，非枳实不能消痞”。

当归

“珍云：头止血，身和血，稍破血，治上酒浸，治外酒洗，糖色嚼之大辛，可能溃坚。与菖蒲、海藻相反”。

“易老云：用头则破血，用尾则止血，若全用则一破一止则和血也。入手少阴，以其心主血也；入足太阴以其脾裹血也；入足厥阴以其肝藏血也。头能破血，身能养血，尾能行血，用者不分，不如不使。若全用，在参、芪皆能补血，在牵牛、大黄皆能破血，佐使定分，用者当知。从桂、附、茱萸则热，从大黄、芒硝则寒。诸经头痛，俱在细辛条下，惟酒蒸当归又治头痛，以其诸头痛皆属木，故以血药主之”。

按：上述头尾功用疑互解。

熟地黄

“珍云：若治外治上酒制。”

生地黄

“珍云：生血凉血”。

甘草

"珍云：养血补胃，稍子去肾中之痛，胸中积热，非稍子不能除"。

木香

"珍云：治腹中气不转运，和胃气。"

黄芩

"洁古云：利胸中气，消膈上痰，性苦寒，下痢脓血稠黏，腹疼后重，身热久不可者，与芍药甘草同用"。

"珍云：除阳有余，凉心去热，通寒格，阴中微阳，酒炒上行。主上部积血，非此不能除。肺苦气上逆，急食苦以泄之"。

黄连

"珍云：酒炒上行，酒浸行上头。"

人参

"珍云：补胃，喘嗽勿用，短气用之"。

"易老云：用沙参代人参，取其味甘可也"。

半夏

"珍云：消胸中痞，去膈上痰。"

大戟

"珍云：泻肺，损真气。"

海藻

"珍云：洗去咸，泄水气。"

商陆根

"珍云：辛酸同用，导肿气。"

麦门冬

"珍云：行经酒浸汤浸，去心治经枯"。

玄参

“易老云：玄参乃枢机之管领，诸气上下肃清而不浊，风药中多用之，故活人书治伤寒毒玄参升麻汤，治汗下吐后毒不散，则知为肃清枢机之剂。以此论之，治空中氤氲之气，无根之火，以玄参为圣药”。

款冬花

“珍云：温肺止嗽”。

通草

“珍云：泻肺利小便，甘平以缓阴血。”

桂

“……不经水而味薄者亦名柳桂，易老用此以治虚人，使不生热也。”

“珍云：秋冬治下部腹痛，非桂不能止也”。

槐实

“珍云：与桃仁治证同”。

沉香

“珍云：补右命门。”

黄柏

“珍云：泻膀胱之热，利下窍。”

枳实

“心云：洁古用去脾经积血，故能去心下痞，脾无积血，则心下不痞。治心下痞，散气，消宿食。苦寒，炙用，破水积以泄里除气。”

“珍云：去胃中湿。”

牡丹皮

“珍云：凉骨蒸”

“易老云：治神志不足，神不足者手少阴，志不足者足少阴。故仲景八味丸用之。牡丹乃天地之精，群花之首，叶为阳发生，花为阴成实，丹为赤即火，故能泻阴中之火。牡丹皮、手厥阴、足少阴，治无汗骨蒸；地骨皮，足少阴，手少阴，治有汗骨蒸。”

地骨皮

“珍云：凉血凉骨”。

猪苓

“珍云：利小便。”

巴豆

“易老云：斩关夺门之将，大宜详悉，不可轻用。”

“珍云：去胃中寒湿。”

川楝子

“珍云：入心，主上下部腹痛”。

大枣

“珍云：味甘，补经不足以缓阴血”。

陈皮

“珍云：益气利肺，有甘草则补肺，无甘草则泻肺”。

生姜

“珍云：益脾胃，散风寒，久服去臭气，通神明”。

干姜

“珍云：寒淫所胜，以辛散之，经炮则味苦。”

“易老云：干姜能补下焦去寒，故四逆汤用之。干姜本味辛，及见火候稍苦，故止而不移，所以能治里寒，非若附子行而不止也。理中汤用此者，以其四顺（注）也。”

注：四顺指四肢不厥逆。

蜀葵花

“珍云：赤者治赤带，白者治白带，赤治血燥，白治气燥。”

石膏

“珍云：辛甘，阴中之阳，止阳明经头痛，胃弱不可服，下牙痛，须用香白芷。”

盆硝

“珍云：纯阴，热淫于内，治以咸寒。”

牡蛎

“珍云：能软积气之痞。经曰：咸能软坚。”

以上俱见《汤液本草》。“珍云”指《珍珠囊》云。《汤液本草》引《珍珠囊》者有百味，其说有与今本《珍珠囊》不同者，凡四十一味，今辑录之如上。其同者不录。

（六）元素论刺法

“洁古刺诸痛法

《内经》曰：留瘦不移，节而刺之，十二经无遏绝，假令如见十二经中，是何经络不通，行当针不通以凝滞（按：当作“针不通以行凝滞”），俱令气过节次，无问其病，以平为期，如诸经俱虚补之，诸经俱实泻之，泻当迎而夺之，又补母亦名随而济之，泻子亦名迎而夺之，又随呼吸出纳，亦名迎随”。

“两胁痛　少阳丘墟

心痛　少阴太溪、涌泉，足厥阴原穴。

腰痛　昆仑及委中出血。

喘满痰实，口中如胶，足少阴太溪。

呕哕无度　手厥阴太陵。

头痛，手足太阴原穴。

热无度不可止陷谷出血。

百节疼痛，实无所知　三棱刺绝骨出血。

小肠疝痛　足厥阴太冲

血衄不止，大小便血，妇人血不止，刺足太阴井。

喉闭手足少阳井并少商，手足太阴井穴。

大烦热不止，昼夜无度，刺十指间出血，谓八类大刺。

眼发睛欲出者　亦须大刺八关。

阴头中痛不可忍，卒疝痛，妇人阴中痛，皆刺足厥阴井。

眼痛，大眥痛　刺手太阳井。小眥痛　少阳井。

骨热不可治，前板齿干燥、当灸骨会大椎。

心痛，脉沉，肾原穴；弦；肝原穴；涩，肺原穴；浮，心原穴；缓，脾原穴。

腰痛　身之前足阳明原穴，身之后足太阳原穴，身之侧足少阳原穴。

此针之撮要也。"（见《云岐子论经络迎随补泻法》）

"洁古老人云：昼发取阳跷、申脉，夜发取阴跷、照海"。（见《卫生宝鉴》卷九《惊痫治验》）

论学习医案的重要性

学习前人的医案，不仅仅是为了写好医案。前人的医案在形式上五花八门，有的大发议论，有的三言两语，写起来以哪一个作为标准？所以只能作为借鉴，不能照样搬用。而我们现在写医案，应该有更高的要求，即要吸取现代医学写病史之长，详尽记录病情，又要保持医案的特点，对处理每一个病，每一个诊次的理法方药进行概括。具体写法本文且不谈，本文只谈学习医案，既然不仅仅是为了写好医案，又是为了什么？我认为，前人医案，是祖国医学宝贵遗产之一，内容甚为丰富，学习它，研究它，有下列几点重要意义。

（一）加深对祖国医学理法方药的理解

案一　徐孩，发热六天，汗泄不畅，咳嗽气急，喉中痰声漉漉，咬牙嚼齿，时时抽搐，舌苔薄腻而黄，脉滑数不扬，筋纹色紫，已达气关，前医叠进羚羊、石斛、钩藤等，病情加剧。良由无形之风温，与有形之痰热，互阻肺胃，肃降之令不行，阳明之热内炽，太阴之温不解，有似痉厥，实非痉厥，即马脾风之重症，徒治厥阴无益也。当此危急之秋，非大将不能去大敌。拟麻杏石甘汤加减。冀挽回于什一。

麻黄　杏仁　甘草　石膏　象贝　天竹黄　郁金　鲜竹叶　竹沥　活芦根

二诊：昨投麻杏石甘汤加减，发热较轻，咬牙嚼齿抽搐均定，佳兆也。惟咳嗽气逆，喉中尚有痰声，脉滑数，筋纹缩退，口干欲饮，小溲短赤。风温痰热，交阻肺胃，一时未易清彻，仍击鼓再进。

麻黄　杏仁　甘草　石膏　象贝　广郁金　天竹黄　兜铃　冬瓜子　淡竹油　活芦根

三诊：两进麻杏石甘汤以来，身热减，气急平，嚼齿抽搐亦平。唯咳嗽痰多，口干欲饮，小溲短赤，大便微溏色黄，风温已得外解，痰热亦有下行之势，脉仍滑数，余焰留恋，然质小体稚，毋使过之，今宜制小其剂。

净蝉衣　川象贝　金银花　冬桑叶　通草　杏仁　炙远志　连翘　花粉　兜铃　冬瓜子　活芦根　荸荠汁

（《丁甘仁医案》）

这一个医案初诊记录，即简明，又周密，并且叙述治疗经过，最后得出结论是，无形之风温与有形之痰热互阻肺胃。其中舌苔薄腻而黄，脉滑数而不扬，筋纹色紫，已达气关，是辨证要点，结论即从此而来。由于痰热阻塞窍络而致咬牙嚼齿，时时抽搐，其邪犹在气分，非内陷营分，发生痉厥，故说“徒治厥阴无益。”风温邪在气分并不一定用麻杏石甘汤，因为是重症，不用它就不得力，所以说“非大将不能去大敌”，这就是“辨证论治”中的论治。全案理法方药，一气呵成：

理——风温痰热互阻肺胃。法——外解风温，内清痰热。方——麻杏石甘汤加味。药——宣肺药＋清热药＋化痰药。

三诊案语说:“制小其剂，”小在哪里？小在麻黄不用而用蝉衣、桑叶，小在石膏不用而用银花、连翘。其中远志一药是治咳逆（见《本草经》）不是用作安神。

这种医案在《丁甘仁医案》、《张聿青医案》中很多，浅显易懂，初学者读它，会加深对祖国医学理法方药的理解，而且在临症时可以仿用。

案二 青年男子张某，患冬温病，延某医诊治，初起用解表，继用养阴，因病势不退，再用荆防发表，一身大汗之后，发生歧视，即根据《内经》“精散则视歧”之说，投大剂滋阴补肾如熟地、首乌、枸杞等药，病仍无起色，改延夏应堂诊治。经诊察后，就根据病情，提出下列看法：认为本病特征在于歧视，就歧视而论，前医用补法，虽根据《内经》经旨，但在原文之上，尚有“邪中于项”及“邪其睛”之句，说明本证有邪正两个方面，正虚的固当扶正，邪盛的还应驱邪。……今服补药不应，当从驱邪着手。本证病系冬温，邪属温邪，温热文献虽未见有歧视之说，但《伤寒论》有

“伤寒六七日，目中不了了，睛不和，无表里证，大便难，身微热者，此为实也。急下之，宜大承气汤”之文，症情虽有不同，而病机却有相似之处，可资借镜。今病已三候，身热不退，口渴能饮，大便不畅，苔黄质红，脉细弦数，是温邪郁而化热，流连于气分，熏蒸于阳明，引动肝火，火性上炎，清窍被蒙。……今表已离卫，发汗徒伤其津，里未及营，滋阴必滞其邪。邪热既无出路，积火自焚，势必劫津伤阴。患者脉不沉实，急下存阴虽不可用，而清热保津之法，正堪一施。盖阳明府证之实热，须下达而得出路。而阳明气分之邪热，亦须外达而得出路。因拟轻清泄热，肃肺制肝，俾邪得透达，则蕴热自清，金令下行，则肝火自息；热清火息，阴津自保，一举两得，有利无弊。遂订方用鲜沙参一两，天花粉六钱，桑叶二钱，白薇钱半，银花三钱，连翘三钱，鲜竹茹二钱。投剂后，患者见咳呛鼻衄。曰：“邪得出路矣。”翌日热势渐退，不数剂即愈。（节录夏应堂医案，见《近代中医流派经验选集》）。

这个医案好在于说理透彻，《内经》明言“精散则视歧”，前医根据这一理论，用滋阴补肾药似乎不误，然而治之不效，这是什么道理？夏氏熟悉《内经》原文，在“精散则视歧”之上，尚有“邪中于项”及“邪其睛”之句，悟出视歧出现原有邪正两个方面的因素，此例病属冬温，理应驱邪，以补治实，药不对症，当然无效。接下来的问题是如何驱邪？温热文献未见有视歧之说，临床亦无先例可仿，夏氏乃从《伤寒论》急下证具有“目中不了了，睛不和”等表现，触类旁通，说明病机，很有说服力。讲到治法，案中从正反两方面进行分析，然后确定清热保津之法。从理法到方药，紧密衔接，成竹在胸，故虽服药后咳呛鼻衄，不认为变证而认为邪有出路，果然得到治愈。这个医案说明夏氏对《内经》读得熟，对《伤寒论》用得活，提示我们作为一个医生，基本功要打得扎实，对理论要有全面的，深刻的理解。

（二）启发辨证论治的思路，提高辨证论治的水平

案三　但寒不热，便溏脉细，肢体面目俱浮，悉属阳虚见象；惟舌红无苔，此属阴伤之候，但口不干渴，乃君火之色外露，治当引火归元。

附桂八味丸加鹿角霜、党参、冬术。（见《环溪草堂医案》）

按：辨证论治，实际上并不象教科书上说的那么容易，典型之证易辨，非典型之证难辨，单纯之证易辨，复杂之证难辨；脉证相符之证易辨，脉证不符之证难辨。对难辨之证必须下一番功夫，由此及彼，由表及里，去其伪，存其真；或者抓住主要的证候，而对次要的证候暂时放一下，治疗才可应手，上面一案，脉证与舌就不相符，王旭高辨证，抓住但寒不热，便溏，脉细等主象，断为阳虚。案语中“悉”、“惟”、“但”三字，都应着眼，不可轻易读过。

案四　一妇产后，经行不止，或红或白或淡。病逾八月，面色黄白。性躁，头眩脚软，医用参芪补药。病益加。用止涩药不效。汪石山诊之，右脉濡弱无力，左脉略洪而快。曰：“右脉弱者，非病也。左脉偏盛，遂觉右脉弱耳。宜主左脉。”治以凉血之剂。遂以生地、白芍、白术各一钱，黄芩、阿胶、归身各八分，陈皮、香附、川芎、椿根皮、茯苓各六分，柴胡、甘草各五

分。煎服二十余剂而愈。（见《古今医案按》）

这个医案的症情，粗看似属气不摄血，两手脉又各不同，右脉属虚，左脉属实，汪石山毅然投以凉血剂；不仅仅是因为已经用过补气药而病遂加，所以改换方法，而是在诊断上经过一番考虑的，因为出血一证，尽管其因属血热，若日久失血过多，也可出现面色萎黄或淡白（还可见舌淡）、全身虚弱等症，血热本质会被掩盖。但经过仔细分辨，此案患者性躁，左脉略洪而快，又属血热之征。这此细微病情，在古人术语上称为“独处藏奸”（指细小的地方不能轻易放过）。“右脉弱者非病也，左脉偏盛，遂觉右脉弱耳”数语，是从临床实际出发，指出这是医生按脉时容易造成的错觉。这种知识是一般教科书上所学不到的。细心读这些医案，就可以提高辨证的水平。

案五　吴永言于十年前，读《论语》“不撤姜食”之文，因日服之，虽以凉药治疗，而时时火升，迄今不愈。季冬就诊孟英，身不衣绵，头面之汗涟蓬也。且云：服芩连则烦渴益甚。以苦能化燥；用生地即闷滞，不饥，以甘能缓中也，蔗梨入口亦然。按其脉沉取滑数。是从前之积热深伏于内，予白虎汤去草、米，加竹叶、竹茹、花粉、海蜇、荸荠、银花、绿豆恣服，渐吐胶痰而愈。（见《王孟英医案》）

这个医案好在选药之精。因热溢血，用凉药治疗，大法不错，错在用药不当。脉沉取滑数是辨证关键，沉主里，滑主痰，数主热，故选用透伏热，清痰热之药。其中绿豆一药，解久食姜之热毒。在临证时，两个医生辨证相同，而用药一效一不效，往往在于选药之得当与不得当。

（三）学习各个医学的独特经验

案六　张与之母久患痰嗽碍卧，素不投补药。孟英偶持其脉曰："非补不可"！予大剂熟地药，一饮而睡。孟英因论曰："脉细痰咸，阴虚水泛，非此不为功。从前服之增病者，想必杂以参术之助气。"（见《王孟英医案》）

从这一个案例可以学到王孟英在痰嗽等病用熟地的独特经验，用它有一个标准，是"脉细痰咸"。但是要进一步学习研究各个医家的经验，必须把他们全部医案进行分析，才能学到。例如，叶天士喜用黄芪建中汤治虚劳，有它的独特经验，试举《临证指南医案》用黄芪建中汤五个案例：

案七　任，56岁，劳力伤阳，自春至夏病加，烦倦，神羸，不食，岂是嗽药可医。《内经》有"劳者温之"之训，东垣有甘温益气之方，堪为定法。

归芪建中汤。

案八　某，由阴损及乎阳，寒热互起，当调营卫。

参芪建中汤去姜糖。

案九　某，内损虚证，经年不复，色消夺，畏风怯冷，营卫二气已乏，纳谷不肯充长肌肉，法当建立中宫，大忌清寒理肺，希冀治嗽，嗽不能止，必致胃败减食致剧。

黄芪建中汤去姜。

案十　吕，脉左细，右空搏，久咳吸短如喘，肌热日瘦，为内损怯症。但食纳已少，大便溏，寒凉滋润，未能治嗽，徒令伤脾妨胃。昔越人谓上损过脾，下损及胃，皆属难治之例。自云背寒忽热，且理心，营、肺、卫。仲景所云：元气受损，甘药调二十日。议建中法。

黄芪建中去姜。

案十一　钱，41岁，形神积劳，便泄失血，食减，喘促，由气分阳分之伤，非酒色成劳之比。

黄芪建中汤去姜桂。

这五个医案，如果把它联系起来看，可以看出叶天士应用建中汤根据下列几个指征：

①久病消瘦乏力；②胃纳不佳；③时寒时热；④喘促短气，容易汗出；⑤脉虚无力，不数；⑥有操劳过度既往史。

（四）发掘某些疾病的治疗方药

案十二　李时珍自记年二十时，因感冒，咳嗽既久，且犯戒，遂病骨蒸发热，肤如火燎，每日吐痰碗许，暑月烦渴，寝食几废，六脉微洪，遍服柴胡、麦冬、荆沥诸药，月余益剧。其父偶思李东垣治肺热如火燎，烦躁引饮而昼盛者，气分热也，宜一味黄芩汤，以泻肺经气分之火。乃按方用片芩一两，水煎顿服，次日身热尽退，而痰嗽皆愈。（见《古今医案按》）

案十三　陈某患嗽，嗽则先吐稀痰，次则黄脓甜浊之痰，继之以深红带紫之血。仍能安谷，别无所苦，多药不愈。孟英切其脉缓大而右关较甚，乃劳倦伤阳而兼湿热蕴积也，予沙参、生薏苡、木瓜、茯苓、竹茹、桑叶、枇杷叶、生扁豆、苇茎、花粉为剂，吞松石猪肚丸而愈。（见《王孟英医案》）

案例十二只用一味黄芩，可见黄芩一药治肺热痰嗽有特效（但亦须辨证用之）。某医院用黄芩、百部、丹参治肺结核，也有较好疗效，可能受到此案之启发，但案中“次日身热尽退而痰嗽皆愈”，效果是否若此神速，还值得研究。

案例十三所描述的症状很象支气管扩张咯血，用方是苇茎汤加减，也很合理。特别是其中松石猪肚丸，原治遗精，此案用以治痰嗽，这个用法不同于寻常，值得进一步验证。

学习医案，一定要批判地继承。医案之中，有的不真实，夸大，打击别人，抬高自己；有的引经据典，玩弄词藻；有的见解陈旧迷信，这些都应该剔除。有的用药很偏，只能作为研究而不能盲目学它。还有案语写得太简略，只有一句话，几个字，不成其为医案，如《未刻本叶氏医案》大多是这样，虽然可以以方测证，但毕竟象猜谜一样，也不足为法。至于治不好的或者在治疗过程中走了弯路的医案，却可以从中吸取经验教训，或者进一步加以研究，跟治好病的验案同样有价值，可惜这种医案，流传下来的不多。如《张聿青医案》治沈右痢疾，共九诊，前七诊效果并不显著，直至第八诊用了白头翁汤才见显效。前面七诊实际走了弯路，从此案中就可吸取一个经验，白头翁汤是治痢之专方，湿热内陷厥阴而成痢疾者非用此不可。

初学者读医案，是比较难读难懂的，那么可以先看评注本医案，如《柳选四家医案》、《古今医案按》等，读了评注，就容易领会。如：

案十四　丹溪治一男子，患淋淋，囊大如球，茎如槌，因服利药多，痛甚，脉微弱如线。以参、芪、归、术加肉桂、延胡各一钱，木通、山栀、赤芍、赤茯苓、甘草梢等药一服，痛稍减，二服，小溲利，四服愈。（见《古今医案按》）

这个医案原案没有什么说理，好在哪里？读者即使经过思考，也可能仍然不明其所以然。但《古今医案按》编者俞震在按语中点出："服利药既多，脉微弱如线，法必宜补矣。犹兼延胡、赤芍、木通、赤苓、山栀等利血利水药者，以其证仍痛甚也。可见淋证宜利者"，就把丹溪辨证用药的意思阐发出来了，但是，评注者也有评错的地方，如：

案十五　阴虚于下，阳浮于上，咳呛火升甚于暮夜，治肺无益，法当补肾。熟地、杞子、天冬、白芍、茯苓、山药、丹皮，龟板。（见《静香楼医案》）

案语阴虚于下，阳浮于上，必尚有脉舌可凭。此案佳处在于选药得当。试观全方无一味治嗽之药，专力滋阴，稍佐降火，得治本之要。但在《柳选四家医案》中柳宝诒评此案，以为胡桃、五味子均可加入。此二药纳气归肾好象可以加入，增加力量，其实不然。因为胡桃虽能纳肾气而性偏温，故此症不选胡桃而选龟板；五味子敛肺止嗽有余，滋阴降火有碍，于此证更非所宜。方中滋腻药多，故加入一味茯苓以流动之。流动之品如陈皮，功能降气治嗽，似更可加入，而不用者，因此证阴虚阳浮，只宜于茯苓之甘淡而宜于陈皮之温燥也。

所以我们读医案，还是应该独立思考，评注者的意见只能作为参考。如《临证指南医案》中徐灵胎的评语，就有很多地方是评错的，不可轻信。这也包括我这篇文章中对各个案例的分析，也一定有错的地方，也希望读者能够独立思考，看出错误，加以指正。

叶案初探

叶天士（公元 1667 ~ 1764）学派，简称叶派，是中医一个重要的流派，其影响之深远，直至近代而不衰。清代许多著名的家，如章虚谷、吴鞠通、吴坤安、王孟英、王旭高、何书田、俞东扶……等，基本上都属于这一派。另一方面，这一学派又被人误解为用药轻淡的医生，就是叶派。事实是否如此呢？本文试图从叶氏医案当中，寻绎其对于疾病的看法，立方用药的准则，以推见其学术思想。叶氏医案流传于世者，有《临证指南》、《叶氏医案存真》、《叶天士晚年方案》、《眉寿堂医案选存》、《保元方案》（未刊本）等，约有四千多病例，是一份很丰富的历史遗产。兹从几个具体问题出发，谈谈肤浅的一些体会，略作初步探讨而已。

（一）勤求古训　博采众方

叶氏学问，首先从勤求古训得来，传称其刻苦钻研，于书无所不读，从师十七人，吸收各人的长处。对于前人的学说，择其善者而从之，如对于温病的看法，吸收刘河间的辛凉解表，吴又可的邪从口鼻而入，盛启东的热入心胞[①]，喻嘉言的三焦分治等论点；虚劳的看法，吸收《难经》的五损，《金匮》的“脉大为劳，脉极虚亦为劳”，张季明的“元无所归则热灼”等论点；中风的看法，吸收刘河间的“五志过极皆能化火”及缪仲淳的“内虚暗风”之说；脾胃病的看法，吸收东垣《脾胃论》的学说等等。所以黄退庵说：“欲观是书（指叶氏医案），须读张、李、刘、朱各家之说，然后探究叶氏方意所从来，庶不为无根之萍。”但叶氏的高超之处，还在于用古而不泥古，在理论上，能融化古人，独创新见；在立方遣药上，又善于变通前人的成法，自出机杼。如《指南》木乘土门徐氏案，方用人参、姜汁炒半夏、茯苓、淡附子、白粳米、木瓜。方后注云:“胃虚益气而用人参、非半夏之辛,茯苓之淡,非通剂矣。少少用附子以理胃阳,粳米以理胃阴,得通补两和阴阳之义。木瓜之酸,救胃汁以制肝,兼和附子之刚愎。此大半夏与附子粳米汤合方。”用药仅有六味,既有相须作用,又有相制作用,既不失成方的法度,又经过匠心的化裁,可见其制方之妙。又如《存真》一案:“舌缩,语音不出,呼吸似喘,二便不通,神迷如寐,此少阴肾液先亏,温邪深陷阴中,瘈痉已见,厥阳内风上冒。”以阿胶、鲜生地、元参、鲜石菖蒲、川黄连、童子小便护下焦之阴,清鲜温热之深藏。我院程门雪院长谓:“叶氏此方实从白通加人尿、猪胆汁汤化出,彼则寒伤少阴,故用附子、干姜温经,葱白通阳,人尿、猪胆汁反佐为引;此为热伏少阴,故用阿胶、元参育阴,鲜生地、川连清温,鲜石菖蒲通窍达邪,童子小便为引。一寒一热,两两相对。仲景之秘,唯叶氏能通变之。”《存真》另有一案,证见脉微、下利、厥逆、烦躁、面赤戴阳,即用白通加人尿汤,处方为泡生附子、干姜、葱白煎好冲入人尿一杯。两相对照,益见本案是以阿胶、元参、生地当白通汤中之附子,以川连当干姜,以菖蒲当葱白,以童子小便引入阴分当人尿。护阴清温之法从通阳温经之方脱胎而出,可谓推尘出新。

叶氏又善于依据辨证的原则,采用古代及当代民间所流传的单方、验方,如《古今医案按》载叶氏用“碎乡玉屑”一方(生苍术,生厚朴　炒陈皮　炙甘草　鸡内金　砂仁壳　丁香柄　丸服)治愈一妪夏月便鲜血,里急后重时或不禁,脉软不数,证属湿伤脾阳,结阴便血。应用此方，恰为对证。我院程门雪院长曾以此方加石莲肉、戊己丸、净槐米、治一妇人六九高年，血痢二月，日数十次下，胸痞不纳，舌苔厚腻，其证与叶案基本相符，亦一服而瘥。可见叶氏使用验方，由于辨证恰当，故能奏效如响，非猎奇以取幸中者可比。

叶氏对内、妇、儿各科，都有卓越的成就，在温病学说方面贡献尤大，兹只论述其杂病方面的几个特点如下：

（二）阳化内风说

叶氏之阳化内风说，实受河间之五志过极皆能化火，缪仲淳内虚暗风之说所启发。在医案中风门、肝风门认为，中风本证以及中风之前期证（肝风），如眩晕、耳鸣、心悸、失眠、肢麻、舌强、口歪、咽喉不利、汗出等，属内风，及身中阳气之变动，与六气火风迥异，乃阴虚阳亢为病，非发散可解，非沉寒可清。其治法有用滋液息风；有用濡养血络；有用育阴潜阳等等。总结其理论是：①肝为风木之脏，相火内寄，体阴用阳，主动主升。②肝与各脏的关系，是肾水以涵之；血液以濡之；肺金清肃之令以承之；中宫稼穑之气以培之；则刚劲之质得为柔和之体，是健康状态。倘精血衰耗，木少滋荣，或烦劳火起，都足以引起身中阳气之变动，遂致内风上冒，窍络阻塞眩晕跌仆，甚则瘈疭痉厥，所谓上实下虚，多致巅顶之疾，其实阴虚阳亢为病也。③根据《难经》泻南补北之旨，治疗本病以滋养肾水为第一义：一方面，滋水以涵木，养肝之体；另一方面，养肾水以胜退心火，使火不刑金，金得以平木，又所以理肝之用。但在临证时又须根据病情作具体分析，例如在精血内虚，阴中之阳亦已损伤时，则滋养肝肾的用药，就不能绝对滋腻沉着，须用血肉有情及巴戟、枸杞、苁蓉、川断、牛膝、杜仲等药温柔通补；在风木过动的情况下，脾胃多被累及，治疗重心又须从肝肾转移到脾胃，所谓“木横土衰，培中可效。”如《指南》中风门刘案，症见肢痿，责之于阳明脉虚，用黄芪、于术、当归等品。眩晕门吴案，症见痰多、眩晕，认为“治痰须建中，息风可缓晕”，用白术、茯苓、白蒺藜、菊花炭等品；至于风阳上僭无制，竟致痰火阻窍，头目不清，甚则眩晕跌仆，神识昏蒙（如中风门叶案），自须急则治标，以至宝丹芳香开窍，或用辛凉清其痰火，灵活运用。

（三）理虚大法

叶氏理虚劳，以上损、中损、下损为经，以阴伤、阳伤为纬。前者根据《难经》五脏之损立说，后者则是根据《金匮》“男子脉大为劳、脉极虚亦为劳”而来。案中一再认为“大者之劳是烦劳伤片；脉虚之劳为情欲致损”。烦劳伤气者，多属上、中之损，其治法有用益气补肺，如炙绵芪、北沙参、炙甘草、白及、苡仁、南枣之属；也有用甘凉养肺胃之气阴，如《指南》咳嗽门钱案，用北沙参、白扁豆、炒麦冬、茯神、川石斛、花粉等品。

但叶氏治上中之损，更多的是用甘温气味建立中宫之法。这是因为“损其肺者益其气，”而甘温之前能够益气（如《指南》咳嗽门任案）。叶氏宗东垣之论，认为“胃为卫之本，脾乃营之源，建立中气即所以调其营卫。”其中以建中减姜一方，为叶氏治虚劳、咳嗽、吐血等症所常用。徐灵胎对此颇不为然。徐氏认为“当时仲景所谓虚劳者，乃虚寒之证，故其脉浮大芤迟……今日之所谓虚劳，乃阴竭而浮火上炎，脉皆细数，与建中正相反，乃亦以此为治，此所谓耳食之学也。”其实，叶氏使用建中，决非漫无标准，《存真》一案中说：“脉形细劲，不受温补。”又一案中说：“脉来虚数……形症及脉，难用温暖之药。”可证。要之，叶氏案中有用建中汤甘温的一面，也有用复脉汤甘凉的一面，所谓“理阳气当推建中，顾阴液须投复脉。”原不是拘泥于一方面的。

精血内夺者，症属下损，叶氏治用滋阴与填阴之法。滋阴以复脉为主方；填阴必兼治奇经，多用河车、阿胶、龟鹿角胶，猪羊骨脊髓等血肉有情之属栽培精血，壮其奇脉。佐以温柔，如苁蓉、枸杞、覆盆子、菟丝等药；或佐以凉润，如二地、二冬、女贞等药。

治下损所以兼治奇经，这是因为，八脉丽利肝肾，下元之损，必累八脉。但在阴伤及阳，下损及上之证，则又从乎中治。如《指南》遗精门华案说：“……久伤精气不复谓之损。……然必纳谷资生，脾胃后天得振，始望精气生于谷食……阅古东垣、丹溪辈，于损不肯复者，首宜大进参术，多至数斤。谓有形精血难生，无形元气须急固耳。况上下交损，当治其中。”由此可见，叶氏理虚劳的大法，既分阴伤、阳伤，再看上、中、下见证。阳伤者以建中为主方；阴伤者以复脉为主方。其胃旺纳食者，务在滋填，用血肉有情之属。反之，“已经食减、便溏、欲呕、腹痛，二气交伤，然后天为急，”认为“舍仲景建中都是盲医矣。”（见《指南》虚劳门华案）。可以见叶氏治虚劳用药之准则。

（四）讲究奇经八脉

叶氏治病，很讲究奇经八脉，如云：“医人不晓八脉之理，但指其虚，刚如桂、附，柔如地、味，皆非奇经治法。”案中对男子虚劳、淋浊、疝气、妇人经、产、带下等病，多以通补奇经立法，用血肉有情等品。但徐灵胎对奇经之说，斥为欺人之谈，徐氏以为“奇经乃十二经之余气，治十二经则奇经之治药已在内，并无别有治奇经之药也。此老好为立异，故其说如此。”（见《指南》崩漏门某案徐批）。其实，奇经的理论，具见于内，难二经，《难经》明言奇经八脉不拘于十二经，其为病亦各有不同；龟、鹿等药之入奇经，亦具见于诸家本草。临床上督、带、冲、任之为病，固属常有，跷、维等脉之为病，也时可遇见，如《指南》续集沈案：

沈　背寒鼓栗而后发热，二便颇利，并不渴饮。入暮倚枕，气自下冲，呛咳不已。脉空大，按之不鼓，肌消神烁，是烦劳抑郁伤阳，寒热戌起丑衰，解时无汗，非外感表病显然。温养营分主方，参入奇脉，宗阳维为病苦寒热之例。

川桂枝　鹿角霜　当归　炙草　生姜　南枣

本案就是阳维为病的例子，叶氏在温养营分的基础上加入奇经之药，二剂而寒热止。又如《古今医案按》载叶氏用白芍、萸肉、白石英、淮小麦、南枣肉、炙甘草治愈朱怀音癫狂一案，叶氏以本病掣掉作则心明，掣掉止则神昏，谓为“操持太过，谋虑不决，肝阴胆汁两耗，阳跷、阴跷脉空风动”之故。似乎立论很奇，但据《难经》“阴跷为病，阳缓而阴急。阳跷为病，阴缓而阳急”的理论，则其说跷脉为病固有所本。

综上所述，可见奇经之说，考之文献而有征，验诸实践而可信。若误以为欺人之谈而弃之不用，似乎否定过早了。

还必须指出，叶氏处理奇经八脉之病是进一步讲究虚实的。虚者用血肉有情之品通补奇经，滋填八脉，已如上述；实者则以苦辛和芳香通其脉络，如交加散，回生丹等方（详见《指南》产后门程案等），辛润缓通，为叶氏所常用。

（五）初病气结在经　久病血伤入络

初病气结在经，久病血伤入络，是叶氏所提出的著名论点。《指南》积聚门王案，对此作较系统的阐述：

王　骑射驰骤，寒暑劳形，皆令阳气受伤，三年来，右胸胁形高微突，初病胀痛无形，久则形坚似梗，是初为气结在经，久则血伤入络。盖经络系于脏腑外廓，犹堪勉强支撑，但气钝血滞，日渐瘀痹而延癥瘕。怒劳努力，气血交乱，病必旋发，故寒温消克，理气逐血，总之未能讲究络病工夫。考仲景于劳伤血痹诸法，其通络方法，每取虫蚁迅速飞走诸灵，俾飞者升，走者降，血无凝著，气可宣通，与攻积除坚，徒入脏腑者有间。

蜣螂虫　䗪虫　当归须　桃仁　川郁金　川芎　生香附　煨　木香　生牡蛎　夏枯草

用大酒曲米末二两加水稀糊丸，无灰酒送三钱。

在本案中主要指出三点：①初病在经是气分病，胀痛无形；久病入络是血分病，有坚积可见（按：此说实本于《难经》“气主呴之；血主濡之。气留而不行者，为气先病也；血壅而不濡者，为血后病也。”）。②治久病入络须遵仲景大黄䗪虫丸、鳖甲煎丸等方用虫类药通络。③虫类药所以能够通络，因其有迅速飞走之功，升降搜剔，使血无凝著，气可流通。叶氏在《幼科要略》中也说：“凡虫蚁皆攻，无血者走气，有血者走血，飞者升，地行者降。”因此，案中在疟母、癥瘕、积聚以及久痛（包括头痛、胃痛、痹痛……等）等病症，根据“新邪宜急散，宿邪宜缓攻”的原则，常以虫类药如蜣螂、䗪虫、地龙，全蝎、蜂房等一、二味配合他药制丸服用，取其搜剔入络，峻药缓攻之意（如《指南》痹门鲍案）。

据近人章次公先生运用虫类药的经验，如蜈蚣、全蝎等治头风头痛，蕲蛇、露蜂房等治风痹走注，䗪虫、蝼蛄、蜣螂、蟋蟀等治积聚肿胀，都获良好效果，足证叶说之非谬。但叶氏案中对于邪初入络或积聚较轻的病例，亦有用《金匮》旋覆花汤加减或取其方意而用辛香理气，辛润通络之药的（如《指南》胁痛门朱案，王案）。

（六）发展东垣《脾胃论》

东垣之学，以《脾胃论》见称。但东垣详于治脾，略于治胃。若脾阳不亏，胃有燥火，证见舌红、咽干、口燥、肌热、不饥不纳、便不通爽，就不能以治脾之药笼统治胃，必须养其胃阴，降其胃气，以通为补，宜麦冬、麻仁、扁豆、玉竹、甘草、沙参、石斛、粳米、蔗浆等药甘凉濡润，使其津液来复，胃气自然下行（如《指南》脾胃门王案）。

养胃阴一法，是叶氏一大发明。其论如“纳食主胃，运化主脾”：“脾宜升则健，胃宜降则和”；“太阴脾土，得阳始运，阳明阳土，得阴自安；”“脾喜刚燥，胃喜柔润”等，都具创见。在理论上与实践上，都比东垣已有所发展。但他的创见，仍然是在继承的基础上发展而来，养胃阴之法，显然是从《金匮》麦门冬汤止逆下气的道理悟出，所用之药，也是从麦门冬汤衍化而来。但此法到了叶氏手里，大大扩充了用处，不但以治胃病，而且培土生金，常用以理虚劳、治肺病，这又是叶氏变化发展，左右逢源的地方了。

（七）通常达变　对待立说

叶氏对于内科杂病，总的看法，是二气致偏，五脏失调，形成疾病。“理偏就和”是治疗原则。在具体治疗上，能通常达变，很多地方以对待来看问题，举其要者如下：

一曰刚柔：叶氏认为脏性有刚柔，药性也有刚柔，必须根据脏性的刚柔作为选药的准则，如肝为刚脏，可受柔药；脾为柔脏，可受刚药。但在具体运用时又须作具体分析，例如肝肾同病，若肝肾阴虚，宜凉宜润，俱宜阴柔之药。如《指南》肝风门胡案说：“大凡肝肾宜润宜凉，龙相宁，则水源生矣”。但在阴伤及阳的病例，又须使用温纳佐凉之复方，如《存真》一案说：“肾水内寓真火，宜温；肝木相火宜凉。凡益肾取乎温养，必佐凉肝以监制，方无偏党。”而肝喜柔、肾恶燥则是治疗这一类疾病总的原则，故案中以用温柔药涵养肝肾之方为最多（如《指南》中风门钱案）。

至于脾阳不运或脾肾阳衰一类病，那就要用刚药，如《指南》便血门沈案：

沈　酒湿污血，皆脾肾柔脏主病，当予刚药。

黑地黄丸（苍术　干姜　熟地　五味子）

按：刚药指苍术、干姜而言。若以全方而论，实属刚柔兼济之方，以之治因酒湿而络伤血溢，最为相宜。

二曰升降：叶氏治脾胃，着眼就在升降二字。如《指南》脾胃门王案说：

王　素有痰饮，阳气已微，再加悒郁伤脾，脾胃运纳之阳愈惫，致食不化，食已欲泻、夫脾胃为病，最详东垣，当升降法中求之。

人参　白术　羌活　防风　生益智　广皮　炙草　木瓜

本案是因病者素有痰饮，阳气已微，重在温脾，所以用药较重于升。又如脾胃门某案：

某　脉弦，食下䐜胀，大便不爽，水谷之湿内著，脾阳不主默运，胃腑不能宣达，疏脾降胃，令其升降为要。

金石斛三钱　厚朴一钱　枳实皮一钱　广皮白一钱半　苦参一钱　神曲一钱半　茯苓皮三钱　麦芽一钱半

本案是因病人大便不爽，水谷之湿内著，重点在胃，故其用药较重于降。

东垣之论脾胃，亦重升降，但东垣对于升脾方面固大有发明，而于降胃、养胃方面却注意得不够。叶氏发展东垣之处，就在降胃、养胃方面，而同时也注意到升脾、运脾。

三曰动静：叶氏认为“脾阳宜动，动则能运；肾阳宜静，静则能藏。”在痰饮、肿胀、久泻、久痢等病，若单纯见脾阳不足之证，自以动脾阳为主，其用药常避术，草之守补，取参、苓、益智之流通。叶氏称为

“通阳则浊阴不聚，守补恐中焦易钝”（如《指南》脾胃门周案）。

但如进一步见脾肾阳衰，则以藏肾阳为主，藏肾阳须用温肾纳气之药，叶氏称之为“肾阳自下涵蒸，而脾阳始得运变。如《指南》痢门李案，一面用肾气丸温煦肾气，即以藏肾阳；一面用参苓白术散平补之方，加益智即取其通脾阳。汤丸互用，即脾肾分调之意。

其他如治遗精，每用滑涩互施之法，认为“非通不能入脉，非涩无以填精”、“涩固之药必佐以通滑以引导涩味”；治痢疾认为“无过通塞二义，”“初病可用宣通驱热行血导气之法，久病必伤及肾，以肾司二便，必肛门后坠不已，与初病湿热里急后重不同，治以摄阴液或佐疏补，久则纯予摄纳”；治崩漏认为“暴崩暴漏，宜温宜补；久漏久崩，宜清宜通。”案中类此对待立说的还有很多，不再一一列举。

总之，辨证细致，抓住主证，处方执简驭繁，选药精当，通常达变，是叶氏治病的最大特点。

叶氏曾说：“剂之寒温，视疾之凉热。”又说：“疾病有见证，有变证、有转证，必灼见其初终转变，胸有存竹，而后施之以方。”这是说医生治病，既不可胸有成见，任意的用寒用热，以病就药，又不能胸无成竹，被动地设法御病。而是要掌握疾病的发展变化，分清先后层次以治之。例如《指南》痹门杜案，初用木防己汤加减宣痹清湿热，中以玉屏风散合归芪建中加减固表而和营卫，最后以温养阳气，通补奇经收功。就因为胸有成竹，故能步步合辙。叶氏用方之巧，素为人所称道。所谓巧，实际是灵活性。但灵活性并不是医者意也，随意为之，而是必须依靠平脉辨证的真实工夫，而是必须与“治病必求于本”的原则性相结合的。

结　语

上面所探讨的，是叶氏学说的一斑。叶氏的学术思想，只体现于医案中点滴性的论点，缺少完整性的理论（温病方面除外），而医案中的病例，又属后期居多，不可能就反映其学术与经验的全貌，这是研究叶氏学说的困难之处。但尽管如此，其成就仍然可以肯定，即有小疵，也不能掩其大醇。徐灵胎评《临证指南》，往往攻其一点，又及其余，这是不公允的。也有人误解叶氏用药偏凉，偏轻，其实，叶氏未尝不用温药与重药，医案俱在，可以复核。至于后人用药轻淡，亦自附于叶派或被人称为叶派，却不是叶氏所能负责，而且这种情况，正是叶氏所最反对，斥为“借和平以藏拙。”造成用药轻淡的风气，与其归咎于叶氏，不如归咎于徐灵胎、王孟英二氏。因为徐氏的批叶案，对其用药重的案例，往往斥为蛮补；用药轻的案例，却认为清和平淡，不失古人之法。后人受到徐批的影响，往往学其轻灵的一面。王氏编《温热经纬》，是流行较广的一本书，收有叶氏的著作，其中有此论点，曾被王氏窜改，有意突出其轻灵平淡之处[②]以致后人误为叶氏原来如此，这是应该予以澄清的。

本文作者认为，对于叶氏的学说，特别是其制方选药的法则，很值得学习、继承、整理、研究，在实践中检验，而加以批判地吸收。

本文是在我院程门雪院长指导下所作。

注解

①《肯堂医论》引《秘旨》云：“一切感证，热入心胞，神

昏谵语，每用犀角，羚羊角、连翘、金银花、元参、生地、人中黄等味，送下至宝丹，往往获效。”叶氏热入心胞说，当本此。据顾金寿重订《灵兰要览》序言，王肯堂辑有丛钞十种，《启东秘旨》为其中之一。《肯堂医论》所引，当是此书。故云。

②《温热经纬》所载《叶香岩三时伏气外感篇》，引自叶氏《幼科要略》，但与原文有出入之处，有此地方且与原意不合。

叶案小议

拙作《叶案初探》发表于《中医杂志》，迄今十六年矣。作《初探》时，以为叶氏对温病学说之贡献，已为人所共认，故置而不论。现在看来，并非如此。本文将专就其遭到陆九芝抨击的四个温病医案，作一小议。

叶氏原案（括弧内文字为陆九芝评语）

席　脉数右缓弱（此为温热病肺），阳根未固（温热与阳根无涉），阴液渐涸（阳邪之甚），舌赤微渴（亦阳邪也），喘促，自利，溲数（三焦大热），晡刻自热，神烦呓语（日晡所阳明旺时也，初诊只有晡刻神烦）。夫温邪久伏少阴（此沿喻氏之说，其误即在于此），古人立法全以育阴祛热（古人治温热，决不育阴。以下语未了）。但今见证阴分固有伏邪（阳伏于胃，病在阳分），真阳亦不肯收纳（乃阳邪之充斥，非真阳之不纳），议仿河间浊药轻投（河间从无此法），不为上焦热阻（独此未用一药），下焦根柢自立（与下焦根柢无关），冀其烦躁热蒸渐缓（不去其热，热何由缓）。

熟地炭　茯苓　淡苁蓉　远志炭　川断　五味（方谬）饮子煎法。

又　晚诊　阴中伏邪（阴伏于胃），晡时而升（的是阳明），目赤羞明（睛不和也），舌绛而渴（渴为温病），与育阴清邪法（以阳邪而育阴，阴愈育、阳邪愈固而云法乎。）

生地炭（生熟地之所贵在滋膏，而炒为炭则无用，亦断无先熟后生之理）元参心　川斛　炒麦冬（麦冬无炒用者），犀角　石菖蒲（二味并开心窍，送邪入心）。

又　脉左数右软（此时脉明未变，舌干苔白，小溲淋沥（腻滞之效），吸气喘促（呼气促是脱，吸气促乃是闭），烦汗（的是阳明），及肾阴不承（非也），心神热灼蒸闭（一去胃热，蒙闭即开），议以三才汤滋水制热（岂阴虚而火炎邪？此时之热非滋水所能制）。三才加茯神、黄柏、金箔（邪必益固）。晚进周少川牛黄清心丸一服（助犀角送邪入内）。

又　昨黄昏后诊脉，较之早上，左手数疾顿减（脉象陡变），惟尺中垂而仍动（阳邪内陷矣），呓语不已，若有妄见（胃热蒸心亦甚矣）。因思肾热乘心（胃热而非肾热），膻中微闭，神明为蒙，自属（二字何解）昏乱（全不识阳明症），晚进周少川牛黄清心丸（领邪入心）一服，俾迷漫无质之热（热本无所谓质）暂可泄降（并未一用泄降之药），服后颇安（并不能烦躁矣）。辰刻诊脉濡小，（脉又变矣），形质大衰（生熟地炭既立根柢，何致形质大衰），舌边色淡，下利稀水（邪下陷矣）。夫救阴是要旨（撤热是要旨），读仲景少阴下利篇（太阳阳明亦有下利），上下交征（此句如何接得上），关闸尽撤。必以堵塞阳明为治（昨日犀角，昨晚牛黄，尽开诸窍，一变而为堵塞。况阳明无堵塞之理）。以阴阳司合（阳明之合不如是讲），有开无合，下焦之阴仍从走泄矣（生熟地之功何往）。议用桃花汤。

人参　赤石脂　干姜　粳米　（此方补涩而温，适与清泄苦降相反）。

又　晚服照方加茯苓（此时病已垂危，药之出入，必不在一味茯苓）。

又　脉左沉数，右小数（堵塞后脉又变矣），暮热微汗，时烦，辰刻神清（只有辰刻神清矣），虚邪仍留阴分（实邪仍留阳分），议用清补（当用寒泄）。

人参　茯苓　川斛　黑穞豆衣（何用）炙草，糯米根须（何用）。

又　金匮麦门冬汤（全与温病无涉）。

此案原无异议，徐批叶案，要求比较严格，而对于此案再诊所处之方，则加圈赞赏。至清末陆九芝“作辟叶之论，以惊流俗”（章次公语，见《新中医药》三卷一期《陆九芝论<临证指南>温热门席姓七案书后》以下引章次公语都见此文），始加诟病，其实论据不足，未能使人信服。今试就此案加以评论。

此案在记述上是有缺点的；初诊是病在初期还是晚期没有说清楚；四诊、五诊用了桃花汤后，下利有没有止住，没有说清楚；七诊时此病治好还是治不好也没说清楚，因而引起后人许多争议。若病在初起，叶氏初诊用方，该批。但案语有“阳根未固，阴液渐涸”之语，可知决非初期。而是证已濒危。叶氏以脉数右缓弱，断为阳根未固，阴液渐涸，证以四诊时有脉濡小，形质大衰，舌边色淡，下利稀水之变，不为无见。在用药上，初诊处方，针对性不强，可谓不着边际。再诊（当天晚上）处方其实已改正初诊之方，此方得力，无怪徐氏加圈。三诊时病情尚未完全好转，遽然撤去犀角元参清邪之品，进以三才之补，遂致昏蒙更甚，这正是叶氏自己说的炉烟虽熄（此案其实炉烟尚未熄）灰中有火之故。故于当晚即进牛黄清心丸以为补救。我们做一个事后诸葛亮来评论，三诊时人参应当加，牛黄清心丸就可用，犀角元参则不应撤。四诊时邪退（有“服后颇安”之说）而正大衰，此非药误，无宁说叶氏在初诊时有阳根未固之说，三诊时即用三才汤之补，就是防其有此一变。正因其胸有成竹，故当此时毅然投以桃花汤加人参（一日两剂）。从此病情好转，这可从六诊、七诊用调理方看得出，故按照惯例，案语可以简略。如果病是越看越重，方是越开越轻，即使叶氏不管身后事非，对当时病家却不允许没有一个交待，无论如何案语总要多写几句，例如防其什么什么，重病而案语不作指出，这是不可想象的。

从现在看来，此症可能是“肠伤寒”，叶天士阅历多，看到这种病若下利稀水不止，往往有暴脱之变[1]，故其治始终不以撤热为主而以防脱为主，四诊用桃花汤加参即有见于此。但肠伤寒到此关头，若下利得止，脱症挽救过来，过此险境，亦即有向愈之机转，席案正属如此。这个医案是治愈的病例。若如陆九芝认为下利是热结旁流，误用硝黄，则无生理矣！

叶天士不是神仙，治病不会个个都治好，甚至会治错。治错病，讲错话，我们不必曲为之辨解。即如此案，二诊、四诊方开得好，得力；初诊方不着边际，三诊方撤去凉药太早，是缺点。但从此案中，可以看出叶氏在《温热论》中说："法应清凉，用到十分之六七，即不可过凉寒，盖恐湿热一去，阳亦衰微也"，"清凉到十之六七，往往热减身寒者，不可便云虚寒而投补剂，恐炉烟虽熄，灰中有火也。"正是临床实验中总结出来的经验和教训，可贵之处就在于此。

陆九芝评此案，执定晡热神昏之病悉属胃家之成见，把看好的病当作看坏来批，所谓湿热与阳根无涉，目赤羞明就是睛不和，犀角石菖蒲送邪入心，呼气促是脱，吸气促是闭，黑穞豆衣、糯稻根须何用，显而易见，这在理论上是站不住脚的，不必一一驳议。当然，我们并不要求批评者批评得完全对。有不同看法，这在争论中也是正常的。但如本案四诊，明明用牛黄丸降泄，却说"并未一用泄降之药"，明明说："服（牛黄丸）后颇安，"却说"并不解烦躁矣。"都不是实事求是，这种批评就不足取。陆九芝在此案后还大发议论，批评桃花汤后"而始之仅为晡刻神烦者，至此而仅有辰刻神清矣。其人之终日昏沉，内风扇动，粒米不进，举室惊皇，已可想见。"试问想见之说，何足以服人？须知第六诊案中"辰刻神清"一语是接上文暮热微汗时烦来说的，病人邪将退而未全退，正将复而未全复之时，早上神清气爽，晚上还有潮热，这是常见的现象，故叶氏断为"虚邪仍留阴分。""时烦"者，有时烦躁也，与终日昏沉完全不同，此阳气来复之征，故《伤寒论》以"时自烦欲去衣被者为可治。"陆氏岂未之读耶？无怪章次公先生批评陆氏，"直以齿牙胜人，而究其实则枵然无物者。"

陆九芝对张姓、顾姓，陈姓三案也有批评。批评张案说："初仅形象畏冷，用复脉汤去参桂加甘蔗汁及三诊阴液尽涸，阴气欲绝。"而原案全文则是"张　舌绛裂纹，面色枯槁，全无淖泽，形寒畏冷，心中热焚，邪深竟入厥阴，正气已经虚极，勉拟仲景复脉汤，合乎邪少虚多治法。复脉汤去人参生姜加甘蔗汁代水煎。"

又　热病误投表散消导，正气受伤，神昏舌强，势如燎原，前进复脉汤，略有转机，宜遵前方去桂加参，以扶正气为主，复脉汤去桂加人参甘蔗汁代水煎药。

又　进甘药颇安，奈阴液已涸，舌强音缩，抚之干板，较诸已前龈肉映血有间。小便欲解掣痛，犹是阴气欲绝。欲寐昏沉，午间烦躁，热深入阴之征，未能稳许愈期也。生白芍、炙甘草　阿胶　鸡子黄　人参　生地　麦冬　炒麻仁

综观全案，再诊曰"略有转机"，三诊曰"未能稳许愈期也"，可见此病经治疗后是有好转的，但同时也有缺点，缺点在于初诊时已是邪少虚多，人参不应去。以其形象畏寒，故初诊尚用桂枝通阳，但究竟舌绛裂纹，阴伤已极，桂枝辛温，终非所宜，故叶氏在再诊时有见于这些缺点，即去桂加参。陆氏乃略去初诊"舌绛裂纹"，面色枯槁，心中热焚"等重症，好象不过形象畏寒之症，给叶氏一治，就成重病。三诊案语是"阴液已涸"，"犹是阴气欲绝"给陆氏改为"阴液尽涸"，"阴气欲绝"，虽然改动一字，略去二字，精神也大有出入。如此批评，可谓断章取义，深文罗织，故入人罪之辟。

陆氏对批评顾案说："初尚能饮酒纳谷，用犀角生地，再诊目瞑舌缩神昏如醉。"查原案案语是"饮酒又能纳谷，是内风主乎消烁。当春尽夏初，阳气弛张，遂

致偏中于右……”，所谓“饮酒纳谷”，明明是指未病之时，何以能认为初病之时，尚能饮酒纳谷？

陆氏批评陈案说：“初不过夜烦无寐，不嗜汤饮，亦用犀角生地及三诊阳升风动”。查原案初诊时何尝如此之轻？案语是“热入膻中，夜烦不寐，心悸怔，舌绛而干，不嗜汤饮，乃营中之热，治在手经”。用犀角、鲜生地、黑玄参、连翘、石菖蒲、远志。此与《临症指南·温热门》第十六案张案：“营络热，心震动”用复脉汤去姜桂参加白芍相类。这种病症现在看来都可能是心肌炎，天士不作杂病看而作温病看，开手都用清营之药，此与《伤寒论》把炙甘草汤证冠以“伤寒”两字，都是有经验，有识见之处。恰恰是叶氏的高明。无怪章次公先生说：“陆氏书持论虽能上下千古，持较叶氏一册，其价值孰重……识者当有定评矣。”

注解

①《临证指南》暑门龚案后注云：“此煎药方，只用二剂可停；未大便时，用地冬汁膏；大便后可用三才汤”。又、暑门万案案语：“下利血水，最危之症，”都是防其便后虚脱。可见叶天士对这种病症是很有经验的。

谈选药

选药，是辨证论治过程中最后一个环节，极为重要。前贤作出了很好的范例，如《温热经纬·陈平伯外感温病篇》第四条：“风温证，身灼热，口大渴，咳嗽烦闷，谵语如梦语，脉弦数，干呕者，此热灼肺胃，风火内旋，当用羚羊角、川贝、连翘、麦冬、石斛、青蒿、知母、花粉之属，以泄热和阴”。王士雄按：“嗽且闷，麦冬未可即授，嫌其滋也。以为大渴邪？已有知母、花粉足胜其任矣。木火上冲而干呕，则青蒿虽清少阳而嫌乎升矣。宜去此二味，加以栀子、竹茹、枇杷叶则妙矣。”可以看出，王氏选药，细极毫芒，但此尚属理论推论；再看实践，如《柳选四家医案·继志堂医案》虚损门中有两则医案，同为木火刑金，因病情不同，选药却异。其一；“金能克木，木火太旺，反侮肺金，金脏当受木克，则其吸取肾水，疏泄肾精，更属易易，此梦遗咳嗽之所由作也。天冬、生地、党参、黄柏、甘草、砂仁、白芍、龙胆草”。其二，“子后咳嗽，天明而缓，脉形弦数，声音不扬，肝胆之火未清，金受其刑，木必暗亏也。补肺阿胶汤合四阴煎泻白散加川贝、青黛、海浮石、橘红、竹茹”。柳宝诒按：“均属木火刑金之证，前方治肝，而绝不及肺，想因咳势不甚，而下注遗泄之证却急，故用药如彼；此证则咳甚音低，肺金受损卫深，故於清火之中，偏重补肺，观乎此，而临证用药之权衡可识矣。”

选药如奕棋，一着得当，满盘皆活；一味药用得好，这张方子就灵了。

选药，不但要辨证，还要辨病。同样的证，病的性质不同，用药就不同。如夏应堂曾治一中年妇女，形体瘦弱，向有头晕作痛、心悸耳鸣等证。秋补病疟，先寒后热，已有一周，口渴呕恶，舌苔黄，脉弦细而滑。前医用小柴胡汤加减，疟势不已一头晕头痛更甚。夏应堂即将凉方中柴胡一味改为青蒿，投剂即瘥。诊后谓其子夏理彬曰：“医者临诊，不但辨证，更须辨药。今本病确系少阳证，投柴胡而反剧者，以伤寒与伏暑不同故也。经云：‘夏伤于暑，秋必痎疟’，是疟由伏暑可知。

何况患者为阴虚肝火偏旺之质，柴胡为用，必阴气不舒致阳气不达者。乃为恰对。今改用青蒿，亦入少阳之经，情暑疗疟，适宜于血虚有热之人，而无劫阴升动肝阳之弊。但非谓治疟不可用柴胡也”。

欲求选药精当，必须熟识药性。下面，谈谈个人体会。

黄连、黄芩、黄柏、大黄、知母、龙胆草、连翘、山栀、板蓝根、大青叶都是清热药，虽味有甘寒、咸寒、苦寒之别，功有清气、凉血之分，但仍不够具体，需作进一步剖析。此类药性味寒凉，能败胃，但黄连之弊较少，龙胆草、板蓝根、大青叶较多，可和以甘草。黄芩气分药，黄连血分药。肺主气，故清肺与大肠之热多用黄芩；心主血，故治心与小肠之热多用黄连。但芩连多数同用，取其协同作用也。黄连清热作用最强，凉血、解毒、泻火、清湿热（清湿热一词实有语病，但现已有用）、治疮疡，适应范围也较广泛。温热一类疾病，在气分流连时间较久，黄芩能清气分之热，故临床选用机会多于黄连，黄连货源紧张，凡遇这种情况，尽量用黄芩。知母、黄柏常同用，取其协同以泻相火。但有时只能单用，黄柏坚阴，不宜于肠燥便秘；知母滑润，不宜于遗泄（包括遗精、大便偏溏）。栀子、连翘常同用，都偏于清气分之热，解郁火，越鞠丸同栀、保和丸用翘，均寓此意。但栀子清肝胆之火，故用于肝胆病，连翘清心火，故用于疮疡之疾，失眠之症。栀子配豆豉，有透发作用；连翘配银花，既有透发作用（但不及栀豉），也有解毒作用。栀子有滑泄之弊，连翘则无此弊。大黄是一味好药，治疗范围可与黄连比拟，但一则通腑行，一则泻肠胃。配合同用，相反可以相成。

吴又可未识其义，畏忌黄连；张锡纯识其义，故善以二药同用。大黄还有化瘀作用，适宜于瘀热。甘寒清热药以银花、鲜生地为代表。银花应用广泛，但清热的力量不及黄连，不能治湿热，因苦能燥湿，甘则不能燥湿。但不能说有湿者就绝对不能用银花。苦寒药多用过用，能化火伤津，甘寒药则无此弊，有的还能生津。石膏既辛寒，又甘寒。昔人谓“膏知沉降”，实在冤枉了石膏。沉降之弊在知母不在石膏。石膏虽质重，但实是一味透视热药，但作用并不强，惟其清热作用并不太大，故应大剂重用。《伤寒论》用于清病后余热（竹叶石膏汤），可为旁证。《伤寒论》方用石膏者较多而用知母者只有三方：白虎汤、白虎加人参汤、麻黄升麻汤。临床常用的清热方实际只有白虎汤，可见石膏是清热的通热药，而知母是清阳明滋之热的专用药。石膏在白虎汤中，一则协同知母共起清热作用，一则以其辛透之性，制约知母沉降之弊。清气分热首推知母、黄芩，但知母清阳明经之热，黄芩清少阳经之热。咸寒清热药只有犀角、元参两味。咸能入血滋阴，血分有热、阴液受伤者宜选用之，同时须配合凉血滋阴药。

补益药有补气、补血、补阴、补阳之分。一般性温，其实是“平”。人参力最雄，各种气虚都可用；党参力弱，太子参更弱，但性偏凉，皮尾参更凉，可用于气阴两虚者。黄芪补气之力，仅逊于人参。党参则远不及黄芪。人参与黄芪功能之别是：人参补心，黄芪不补心；黄芪走表，人参不走表；黄芪利水，人参不利水；黄芪托毒，人参不托毒。甘草是补气药，作用颇为特殊，其性味甘平，寒热温凉之药都可配用，故有“国老”之称。《伤寒论》方以“四逆”为名者都有甘草，可见甘草有顺接阴阳之气的功能。它与姜附合用或再加人参则补阳气；与归地同用则补阴血。它首先是补心气，故能复脉。甘草能缓急，缓急包含两义：一是缓急迫之证，如脏躁不安，心悸怔忡，呼吸少气，吐泻频繁，筋脉挛急等等。所谓“肝苦急，急食甘以缓之”；二是缓诸药之毒，缓是缓其副作用，而不减弱其药力。如麻黄汤之用甘草，并不是减少麻黄发汗之力，而是扶助正气，缓和麻黄发越阳气的副作用。还须指出，《伤寒论》方用甘草者有 72 方，决非仅为缓诸药之毒而用，更主要的是为了扶助正气。某些方用甘草，还有特殊作用（如炙甘草汤、甘草泻心汤、甘草附子汤），很值得研究。甘草，从利而言，是能和中；从弊而言，是能滞湿，故中满者忌之。因为有滞湿之弊，所以《伤寒论》方用甘草，常与桂苓相配，通阳而不滞湿。二陈汤中用甘草，配以夏苓陈，也是这个道理。总结甘草的作用：一曰复脉，二曰缓急，三曰和中。白术，实际不是补气药而是健脾药。因其常与补气药同用而常归属于补气药。白术健脾但有守中之弊，气阴两虚、肠燥便秘者忌用。至于大便溏而不畅，或先硬后溏之便秘则宜之。山药，有补气作用，但力较弱；有健脾作用，但力不如白术，而无白术之燥性。其它如仙鹤草、棉花根、大狼巴草、土黄芪等药，补气作用极微，在无形元气所当急固之时，用这些药可谓误人不浅。补阳药大都补肾，性偏湿。其中苁蓉、巴戟、菟丝子、潼蒺藜、紫河车、锁阳、仙茅、仙灵脾均性柔，并不太热，这些药实际阴阳双补，有火者可配合清热药（例如知母、黄柏）同用。附子、肉桂本身并非补药，但加入补药中，特别是补阳药中，补力增大，热性更著，故称为补命门之火。补阴药有养阴滋阴之别，前者较少滋腻，有的还有清热作用，例如北沙参、鲜石斛、天花粉、鲜生地、地骨皮、芦根、玄参等；后者多属血肉有情之品，如龟甲、鳖甲、阿胶、鸡子黄。补阴药有偏于润肺阴者，如皮尾参、北沙参、麦冬、玉竹、百合、冬虫夏草（也补肺气）、芦根、元参等，这些药多数还可以养胃阴；有偏于补肝阴者，如山萸肉、女贞子、首乌、枸杞、白芍、鳖甲等，养肝阴药多数有补血作用；有偏于补心阴者，如怀小麦、生地、柏子仁等；一切补阴药对肾阴都有好处，因为肾阴为诸阴之本，但其中以血肉有情之品更佳，熟地亦佳。单纯补药较少，补阴药与补血药大都可以通用。但也有不能通用者，如当归、桂圆肉只能补血，不能补阴；补阴药中的养阴药，只能补阴不能补血。而活血药之中，如丹参、鸡血藤等，都有补血作用。

最后，谈谈药性的升降问题，着重谈升。

人的气机有升降，药性也有升降。近世受温病学说的影响，用升药是一个禁区。其实清阳宜升，清升则浊降，这是东垣学说的精髓。升药首推葛根、升麻、柴胡。我的用法是：①头目耳鼻诸病而无湿者宜升，选用升葛或升柴；用于贫血、神经衰弱，配合补气血药；有热者配合清热药，方可用益气聪明汤；血压高者不忌，特别是血压高而见项强者更宜重用葛根；有阴虚见证者慎用；有气虚见证者大胆用之。②中气下陷，如久泻、脱肛、内脏下垂等，陷者举之，宜升。方可选补中益气汤或七味白术散；久泻者葛根宜重用；这些病症常需配用降药及理气药；中气虚则湿聚，多见胸痞之症，故补中益气汤不用葛根而用柴胡，因柴胡理气，葛根不理气，降药可选用枳壳，枳术等量或枳多於术，枳术汤之法也。③湿热下注，见二便异常而有气虚见证者宜升。此《内经》所谓“中气不足，溲便为之变”也。升药还有散的作用，升是升其阳气。散是散风、散火的意思，故亦称升散药。火邪于中，燥见于外，用清火滋阴药不应者，可用升散药，方如升阳散火汤。多数散风药如羌活、防风、蔓荆子、川芎、菊花、青蒿、荷叶等也都有升的作用。升散药还可与活血化瘀药同用，取其走而不守，增强活血化瘀的作用。著名的活血化瘀方如血府逐瘀汤、补阳还正汤，复元活血汤中有柴胡、川芎、桔梗等均属此理。

读书偶识

“晄”字为“皏”字之讹。

近代医书上，“面色晄白”之“晄”，字书无此字，实为“皏”字之讹。《说文》:“皏，明也。”面色皏白，形容面色白之甚也。《薛氏医案》描写瘰疬病人面色，有“若面皏白，为金克木，亦不治”之记载，作“皏”，不作“晄”，后来就讹为“晄”。

心口憋闷之“憋”，系“愊”之俗字。

心口憋闷之“憋”，字书无此字。《千金要方》描述“胸痹之病……胸中愊愊然而满”，愊音逼，郁闷的意思。据此，“憋”与“愊”意义相同。“憋”当系“愊”之俗字。

“名木多死”的“名木”应以王冰注为确。

注释《内经》等古医书，应该懂得一些训诂之学，识古字通借之义，可免随文曲解，但更主要的要根据事理，要根据上下文文义，训诂方面只可作参考。否则，所谓训诂者，反属不足为训，如《素问·四气调神大论》有“名木多死”一语，王冰注：“名谓名果珍木。”此注向无异义，俞曲园《读书余录》(《三三医书》收入此书，改题为《内经辨言》）都认为“名木犹大木也”，引《礼记·礼品篇》：“因名山升中于天”郑注“名犹大也”为证，辟王注未得名字之义。其实，王注原不误，因《素问》全文是“云雾不精，则上应白露不下。交通不表，万物命故不施，不施则名木多死”。故王注：“夫云雾不化其精微，雨露不沾于原泽，是为天气不降，地气不腾。变化之道既亏，生育之源斯泯，故万物之命，无禀而生，然其死者，则名木先应，故云名木多死也。名，谓名果珍木。表，谓表陈其状也”。王注以名木释为名果珍木，因名果珍木，不耐寒暑，较难培养，一值气候异常，往往多死，完全合乎事理。如为大木，则树大根深，抵抗力较强，即遇灾害，何至于多死。又，名山多属大山，故可释为大山，名木却不等于大木，如黄杨木，名木也，但并不是大木。故不能据彼例此，把名木也释为大木。

“中风”一词有广狭两义。

《伤寒论》中所指的伤寒有广狭两义，已为人所共知，而不知中风一词也有广狭两义。狭义的中风，见于通行本《伤寒论》第二条，亦即桂枝汤证；广义的中风，泛指受外邪而言，《伤寒论》中有太阳中风、阳明中风、太阴中风、少阴中风、厥阴中风各条，所指欲属广义。其中第十二条所谓“太阳中风”，出桂枝汤方，则是恰巧与狭义所指者碰在一起。日本人山田正珍说：“中风二字”系外邪总称，非伤寒、中风之中风也。”但为什么中风可为外邪总称，山田还没有说出所以然。

我意古人认为寒毒最成杀厉之气，故伤寒可为一般热病之代称；风为百病之长，故中风可为一般外邪之代称。论中所谓太阳中风，犹言太阳病也；阳明中风，犹言阳明病也……不然，如《伤寒论》第三十八案大青龙汤证，称为太阳中风，如作狭义理解，岂有疟见不汗出而称为中风之理？历代某些注家不识中风一词也有广狭两义，对于“太阳中风、阳明中风……”这些条文，往往随文曲解，是错误的。

鼻饲法古代已用。

金　张从政《儒门事亲·咽喉说》中记载：“治一男子，缠喉风肿，表里昏作，药不能下，余以凉药灌于鼻中，下十余行。”可证古代已知道用鼻饲法。惜其具体操作方法不详。

炼丹术不是方士发明。

炼丹术不是方士发明，它来源于医疗实践，是我国周秦以来开始应用的一种制药方法。《墨经》佚文说“禹造粉”。粉，当指制铅成粉而言。铅粉，已属化学制成品。禹能造粉，虽未必可信，但可见以铅作粉的来源很早。东汉郑玄注《周礼》：“凡疮疡，以五毒攻之。”“五毒，五药之有毒者。今医人有五毒之药，作之，合黄蝥（黄瓦罐），置石胆、丹砂、雄黄、矾石、磁石其中，烧三日三夜，其烟上者，以鸡羽扫取之，以注创，恶肉破骨则尽出。”具体记述了东汉时医人以矿石加温升华的制药方法。当时有道士魏伯阳，著《参同契》主要讲炼丹术，认为朱砂与水银可以同炼成丹（金以砂为主，禀和于水银，变化由其真，终始自相因，欲作服食仙，宜以同类者）；而石胆、云母、矾石、磁石等药，不能同炼成丹挎治羌注：指羌里，古地名，地产石胆（石胆，云母及矾磁……杂性不同种，安肯合体居）。这里可以看出方士炼丹，其目的与医生不同，医生炼制的丹，认识到它是毒药，可用以治病；方士炼丹的目的，在于炼成“金丹”，妄图服食成仙。医生用这些丹药治病，多数是外用，但也有用以内服者，如张仲景的柴胡龙骨牡蛎汤就用铅丹。东晋葛洪《抱朴子》载炼丹用的药物有丹砂、雄黄、矾石、磁石、曾青等药，这此药实际在其同时医家范汪早已用于制“飞黄散”(《外台秘要》卷二十四收载此方)。现存有关炼丹术的记载，郑注《周礼》与魏伯阳《参同契》同时或较早（因《参同契》作者魏伯阳可能为后人托名），范汪方与《抱朴子》同时，而且《抱朴子》作者葛洪本人也是医生。可见先有医生的炼丹术，而后有方士的炼丹术。方士妄图炼出“长生不死”的“金丹”，当然是徒劳的，而且把医药学和化学引入邪道，把大有发展前途的化学，引进到一个死胡同，有过无功。《参同契》、《抱朴子》这些书，它的价值只是多少保存了一些关于炼丹术的历史资料，如谓炼丹术竟是方士发明，余未敢苟同。

《素问·生气通天论》有“其气三”一语，旧注有谓指天、地、人，有谓指天气、地气、运气，终觉未协。我意，“其气三”当指阴、阳、天，屈原《天问》说:“阴阳三合”，柳宗元释为独阴不生，独阳不生，独天不生，三合然后生。《素问·生气通天论》以“夫自古通天者生之本，本于阴阳”开首，包括阴、阳、天之者，“其气三”一语呼应开首几句，窍谓义同《天问》的“阴阳三合”，似较以天、地、人或以天气、地气、运气释之为胜。

我国最早的医学杂志——《吴医汇讲》

我国最早的医学杂志，要算《吴医汇讲》。

《吴医汇讲》，是清乾隆五十七年（公元1792年）至清嘉庆六年之间出版，由唐大烈所编辑，共出十一卷。前后历时十一年，可能每年出一卷？在那时，当然不叫做杂志，今所传之吴医汇讲一书，是卷一至卷十一的合订本。

它的稿件是由那时江南一带著名的医生所供给，故名《吴医汇讲》，第十一卷卷后有大烈之孙庆耆附识说："旧存见闻第杂及诸公送来佳作，先祖必反复细阅，再商之二三老友，考订尽善，方始付梓。是以采取者果多，存之者亦复不少。缘集行海内，同人之公论系焉。不苟采选，可见仆先祖慎且重也。"可见唐大烈的编辑态度是负责的，选稿也非常谨严，而且有类似现在编委会的组织。有些稿件还经过编辑者的修改，如卷一叶天士的《温证论治》一文，即经过唐大烈文字上的润饰。

编辑者和读者之间，还有过互相通信讨论，有些问题，编者即在刊物上公开解答。如卷二薛生白的《日讲杂记》一文之中，论及气候与瘟疫之关系，即曾经引起读者广泛提出问题，编者唐大烈于卷九《申明三年中气候相乖化疫之说》一文以为解答。

由此可见我们说它具有杂志的性质，不同于一般医书中的选集，是有一定的理由的。

是书卷首刊有凡例，等于现在杂志上的稿约及广告，摘抄数则如下：

"一是集凡属医门佳话，发前人所未发，可以益人学问者，不拘内、外、女、幼各科，无不辑入。其有人云亦云者，旧籍已繁，兹不复赘。”

“一凡高论赐光，随到随镌，不分门类，不限卷数，不以年齿先后，亦不以先后寓轩轻，以冀日增月益，可成大观。或尊居远隔，并不妨邮寄寒庐，并登梨枣。”

“一各人之趋向不同，集众说以成书，不免或有互异。若存此而彼，窃恐印定人眼目，非所以云讲也。苟能各通一理，不妨两说并采。惟在阅者之取舍，亦扩充学问之一道也。”

一凡新书一出，坊间每即翻刻，虽云必究，然而此弊久延矣。今余是集系就先见教者先为付梓。现在广以奉征，正无已时，即余拙撰，积稿颇繁，现因卷帙不匀，故亦先刻几条，俟者同学陆续赐教，余亦渐次补隽，非止限此几卷，便为完书也。购阅者须认本堂原版，乃得卷以日增，若夫翻刻之本，焉能随补随翻，决非全集，愿诸公辨之。”

内容方面除大部分为医学理论的论述外，有关医德的讨论，如卷一《祷告药王誓疏》,《书方宜人共识说》等篇；有关于专病的讨论，如卷二的《温证论治》，卷三的《烂喉丹痧论》等篇；有方剂、本草的讨论，如卷十的《六味地黄丸方解》,《八味地黄丸方解》，卷三的《大豆黄卷辨》等篇；有验方交流，如卷十载汪正希交流其祖汪缵功之治虚劳验方——理阴煎，有考据方面的文章，如卷九的《考正古方数量说》；有医学随笔，如卷二薛生白的《日讲杂记》；有关于作家及书刊的评论，如卷二的《张刘李朱后当以薛张吴喻配为八大家论》,《读伤寒补天石贯珠集二书合记》等篇；有医学常识，如卷五的《拟张令韶伤寒直解辨证歌》，卷七的《周身经络总诀》等篇。唐大烈颇懂得编辑技巧,他在每一卷中往往放一两篇分量特别吃重的文字,如卷一卷二,显然以叶天士的《温证论治》,薛生白的《日讲杂记》两篇为重点文章。

由于编者选材严格，十五卷当中除像叶天士“温证论治”等的重要著作之外，其他各篇文字，也颇见精采，下面摘抄数段，以见一斑：

卷一《书方宜人共识说》：

“又有医人工于草书者，医案人或不识，所系尚无轻重，至于药名，则药铺中人岂能尽识草书乎？孟浪者约略撮之而贻误，小心者往返询问而羁延。可否相约同人，凡书方案，字期清爽，药期共晓。再如药引中生姜常写几片，灯芯常写几根，竹叶橘叶常写几瓣，葱管荷梗常写几寸，余谓片有厚薄，根有短长，瓣有大小，寸有粗细，诸如此类，皆须以分两为准。又煎药宜嘱病家各药各罐，勿与他人共用。恐彼煎攻克，此煎补益，彼煎寒凉，此煎温热。”

这些话在目前来说，还是有现实的意义。

卷六《认疫治疫要言》：

“认疫若何？于闻见中但有两三人病情相同者，便要留心。留心若何？病有来踪去迹，怪怪奇奇，传变迟速，不近情理，较诸正伤寒、风温、温热、湿温、暑、暍等门回乎大异者即疫也。”“治疫之法，总之毒字为提纲，凭他如妖似怪，自能体会无疑，君如不信，试观古今治疫之方，何莫非以解毒为主，吴又可之专用大黄，非解毒乎！张路玉之酷喜人中黄而以童便配葱豉为起手方，非解毒平！叶天士之银花金汁必同用，非解毒乎！至于犀角黄连生甘草等味，十方九用，非解毒乎！故嘉言喻氏有要言不繁曰：‘上焦如雾，升而逐之，佐以解毒；中焦如沤，疏而逐之，佐以解毒；下焦如渎，决而逐之，佐以解毒’。观其旨，上中下则有升、疏、决之异，而独于解毒一言，叠叠紧接，不分彼此，岂非反复叮宁，示人以真谛也。”

卷六《百合病赘言》：

“夫百脉一宗，悉致其病，乃本乎心神涣散也。心主脉，故心病而脉为之皆病矣。惟其心神涣散，故下文常默默不能食、不能卧、不能行数句，无可奈何之态，皆所以形容百脉悉病之语。未经误治病情如是者乃为此病之正。故用百合而加生地黄汁，显为五志之火清烁心阴，于是以此救之。经所云津液相成神乃，自生之意也。此外，因误治之变而随症治之，如《金匮》所立数方，亦不过略举其概，以令人隅反，设未用汗吐下三法，而曾或寒或热或补或泻之药以误治者，治法亦宜权变，惟在法古者之引伸触娄耳”。

解释《金匮》百合病，发前人所未发，在我个人看来，实属确当之至。

这个刊物我认为对医学上有一定的贡献。第一、它保存了极有价值的文献，著名的叶天士《温证论治》，就是由它保存下来演变而成为温病学说。第二、它反映了当时医药情况，从本书之所以名为“吴医汇讲”，可以看出乾嘉之间，大江以南为医生集中之地，人才辈出，讲学风气很盛，师弟同学之间，执经问难，医学成百家争鸣状态。其次，本书讨论温热病、烂喉丹痧、天痘、麻疹的文字，占了不小的比重，这说明了这几种传染病，在当时颇为流行，也就是当时医家当之作斗争的目标。本书卷八《痧疹今昔不同治法亦异说》朴素地描写当时所流行的麻疹，其症型比较严重。该文说：

“痧之一证，古人治法惟以升麻葛根汤为祖剂，芫荽酒之外治而已。其中有风寒外束，内毒难出而喘急者，麻杏石甘汤主之。若夫轻浅之证，竟有不必延医，自用樱桃核粗草纸棉纱线煎汤饮之而愈者。即其发也不过周时，而透达之后，亦仅二三日而自愈矣。今之痧也则不然，有二三日方透者；有四五日而终未透者；或身肢虽达而头面不透。咳声不扬，喘逆气粗，闷伏危殆者，又有一现即回，旋增喘促，狂躁闷乱，谓之隐早者；更有痧虽外达而焮红紫滞，或目封，或眦赤，谵语神昏，便秘腹痛，或便泄无度，种种热盛毒深之象。以向来痧疹门方治之无济。仿治痘之法，先以紫雪芳透于前，继以犀、羚、芩、连、丹、地、石膏、人中黄大剂清凉解毒，始得转重为轻，易危为安。或有病深药浅而至于危变者，几同痘疮有顺、险、逆之别。嗟嗟！同一痧也何今昔不侔若此耶？揆其所以然，……抑或近来时厉之气甚于昔日，以致症之险重者有之。要在临此证者，无执前人之治，因时制宜，因证立方，圆机活泼，勿以痘重痧轻而忽之。”

卷二《医宜博览论》篇中并有医疗事故及处理经过的记载，亦为难得之史料。另外，还有一个饶有趣味的问题，就是各篇的作者，凡是临床医生，内容多切实际。号称儒医的作品，却空谈理论，八股气很重，如卷四沈受益的作品，内容就比较贫乏。

唐大烈，字立三，号笠山，一号林嶝，长洲县庠生，选授苏州府医学正科，生年无可考，殁于清嘉庆六年。其著作陆续刊于《吴医汇讲》者，有《金匮上工治未病一书辩》等十五篇。有无其他事绩及著作，待考。

续《医学广笔记》

昔缪仲淳在医学方面有《先醒斋医学广笔记》之作，今续其貂尾。广者，无所不谈也。

谈 天

医书中谈“天”者，要数《内经》最多。在《内经》中首先可以看到古代人民对自然现象直观的、朴素的认识，如《素问·四气调神大论》说：“天气，清净光明者也。”这“天”，不过是指一望无际的明净的天空。

由于我国古代人民从事游牧和农业，需要定季节，天文学和数学首先得到发展，进而对复杂变化的自然现象不断有所认识，这在《内经》里充分得到反映。如从历算上认识到“日行一度，月行十三度而有奇焉，故大小月三百六十五日而成岁，积气余而盈闰矣”，称之为“天度”，“天度者，所以制日月之行也”；又从“天度”的运行定出季节：“五日谓之候，三候谓之气，六气谓之时，四时谓之岁”，称之为“气数”，“气数者，所以纪化生之用也”。它对日月的运行，已经认识到“行有分纪，周有道理”；对气候的变化，已经认识到“终期之日，周而复始，时立气布，如环无端”。联系到医学，认为人是属于“气数”化生的范畴，“不知年之所加，气之盛衰，虚实之所起，不可以为工矣”（以上引文见《素问·六节藏象论》)。

《素问》七篇大论[①]，在《内经》诸篇中较为晚出。在这几篇论述中，对自然界的认识更为完整。如《天元纪大论》说:“在天为气，在地成形，形气相感而化生万物矣”，又如《五运行大论》说:“夫变化之用，天垂象，地成形，七曜纬虚，五行丽地。地者，所以载生成之形类也；虚者[②]，所以列应天之精气也。形精之动，犹根本与枝叶也。仰观其象，虽远可知也”。说明自然界一切事物，都由“精气”所构成，世界属于物质性的变化，从事物发展的变化可以认识到事物的本质，比喻为看到树木的枝叶，一定有树木的根本存在。《内经》在本篇中还明确认识到“地”是属于一个天体，它在“人之下”、“太虚之中”，“大气举之”；指出地上气候的变化，有它自己的规律:“燥以干之，暑以蒸之，风以动之，湿以润之，寒以坚之，火以温之”，“风寒在下，燥热在上，湿气在中，火游行其间，寒暑六入[③]，故令虚而生化也”。在《素问·六书藏象论》还认为“天至广不可度，地至大不可量”，发展到《素问·五运行大论》认为“仰观其象，虽这可知也”，认为宇宙虽然无限广大（称之为“太虚寥廓”），还是可以认识的，这是从唯物论观点出发认识事物的必然结果，与当时自然科学的成就也是分不开的。医学从来不是一门孤立学科，与某些自然科学有密切联系，过去、现在和将来都是这样。

最早提出“天”是由“阴、阳、风、雨、晦、明等六气构成”的，正是春秋时期秦国的一位医家——医和。《内经》又明确指出“清阳为天，浊阴为地”，“天”和“地”只是自然界。并且认为阴阳四时是“万物之终始也，死生之本也。”在《素问·阴阳应象大论》等篇中充分阐述了一切自然现象都有一定规律，这个规律，称之为“道”，是阴阳二气的变化，所以说:“阴阳者，天地之道也”。人的疾病也属于自然规律，是自然界中的“邪气”伤人。认识了这个规律，未病可以预防，“从之则苛疾不起，是谓得道”，已病则应早治，“故善治者治皮毛”。痛斥那些迷信鬼神巫术的蠢人，认为“拘于鬼神者不可与言至德，恶于针石者不可与言至巧”。充分说明科学是和唯心论、宗教对立的。而医学这门科学，在当时可称属于自然科学中的前列。

对于人与自然的联系，《内经》从医疗实践中观察到“天温日明，则人血淖液而卫气浮，故血易泻，气易行；天寒日阴，则人血凝泣而卫气沉”(《素问·八正神明论》),从而认为“人与天地相参，与日月相应也”。这是《内经》“天人相应论”的出发点，所谓“善言天者必有验于人，善言古者必有合于今”，这是疑点对的。但是，也正是在这个人与自然的关系方面，《内经》暴露了它的唯物主义的不彻底性，如用神话想象来解释医学:“天不足西北，故西北方阴也，而人右耳目不如左明也。地不满东南，故东南方阳也，而人左手足不如右强也。这看似荒唐，尚包含着科学思维的萌芽；但如“人皮应天，人内应地”、“天圆地方,人头圆足方以应之、”“惟贤人上配天以养头，下象地以养足，中傍人事以养五脏”等等，就从简单的相应比附滑到唯心主义去了。问题是在：①受着当时自然科学条件的限制，医学上的许多问题，还不能解释清楚，而勉强作了解释；②硬把天人不相干的事说成相干。这就摆脱不了唯心论的影响，夹杂了一些糟粕。从《内经》谈“天”中，可以看出，朴素唯物主义终究是朴素的，不能与现代科学的唯物主义同日而语。

注解

①据王冰说系据其旧藏本补入，可能不是《内经》原文，但仍不失为古代流传下来的医论。

②指太虚，实际即指天空。

③指六种气候互相结合。入，义同“合”。

中医学中阴阳五行学说的特点

众所周知，《内经》是用阴阳五行学说来论证医学的，这是当时用朴素的唯物论和辩证法来解释自然现象的一种观点。但《内经》的阴阳和五行学说又有它自己的特点。以阴阳而言，第一，它用阴阳两气的变化，阐述一切自然现象的规律。“阴阳者，天地之道也。”这里的阴阳，是无所不指的，是抽象的概念，即所谓“阴阳者，有名而无形”(《灵枢·阴阳系日月篇》)。但它又认为一切具体的事物，都具有阴阳两类属性，联系到人体，它代表着一定的脏腑、经络，以及气血津液、皮肉筋骨、毛发孔窍……，或属于阴，或属于阳，所谓“人生有形，不离阴阳”。这里的阴阳，是有所指的，即有所确定的具体事物的，唯其有所指，所以尽管用阴阳学说来讲道理，但讲的毕竟是医理而不是哲理。第二，它不仅认为事物有阴阳两类属性，而且认为阴阳之中又可分为阴阳，阴中有阳，阳中有阴，这样，既可以用阴阳变化的规律来说明此事物与彼事物之间有联系，又可以说明事物内部也存在着联系与变化。当然，这里带有概念混淆的缺点，所以张景岳说：“以寒热分阴阳，则阴阳不可混；以精气分阴阳，则阴阳不可离”，就是因为阴阳在某些场合是指寒和热，在某些场合是指精和气，而且谈的又是医理，各有既定的，具体的规律，有些人就搞不清。第三，《内经》讲阴阳，大多与四时联系。以《素问》八十一篇为例，把阴阳与四时联系起来的是常见的论述，其中七篇大论以及《四气调神大论》、《阴阳应象大论》、《六节藏象论》、《藏气法时论》等篇更为突出。《内经》说：“善言天者必有验于人”，可以为之下一转语曰：“善言人（自然界的人）者必有合于天”。这说明中医学中阴阳学说的起源，是从观察到四时气候有变化而来，所以中医在养生治病方面非常注意人与自然的关系。

对于物质世界的多样性，《内经》看到“天地合气，别为九野，分为四时，月有大小，日有短长，万物并至，不可胜量”，把它统一于五行，称之为“天地之间，六合之内，不离于五，人亦应之”，认为自然界各种事物都具有五种不同属性，它们之间的互相联系、互相制约的关系，概括为五行的相生和相克。

《内经》论五行，也和论阴阳一样，多与四时联系。四时循序递换，有相生现象，五行相生的观点，可能是从这里产生出来的。春季草木萌生，故属之于木；夏季气候炎热，万物生长，故属之于火；由于夏在春后，故称为木生火；长夏气候潮湿，万物繁盛，故属于土，由于长夏在夏季之后，故称为火生土；秋季气候清凉，草木凋落，景象肃条，故属之于金；由于秋在长夏之后，故称为土生金；冬季气候寒冷，自然界一片冰冻现象，水性寒冷，故属之于水，由于冬在秋后，故称为金生水；冬之后属春季，故称为水生木。这在《内经》

里称作“五行有序，四时有分”。这里应当着重指出，对五行有序（相生）的认识，是从“四时有分”上得来的。这个相生观点，在先秦时代其他著作有关五行的论述中是很少突出的，这是《内经》的特点。至于五行相克观点，在《内经》中明确地反映出是来源于对这五种物质变化直观的认识，如《素问·宝命全形论》说：“木得金而伐，火得水而灭，土得木而达，金得火而缺，水得土而绝，万物尽然，不可胜竭。”五行相生相克观点的哲学意义在于认识到自然界的事物不是孤立的，而是存在着互相联系、互相制约的关系，也只有在这一点上，是符合于辩证法思想的。另外《内经》讲五行生克，还有一个特点，就是它并不是刻板规定，而是“太过，则薄所不胜，而乘所胜也，……不及，则所胜妄行，而所生受病，所不胜薄之也。”这种观点无疑是受到当时兵家“五行无常胜”思想的影响，是与阴阳家“五行常胜”的思想相对立的。后期墨家也有“五行无常胜”的观点，指出“火烁金，火多也；金靡炭，金多也。”《内经》则认为五行无常胜，不但在于多（太过），也可在于少（不及），在这一点上，它的辩证法思想较《墨子》更胜一筹。

阴阳的变化，五行的相生相克，是《内经》对自然规律的朴素的认识。联系到医学，则是“人生有形，不离阴阳”，“微妙在脉，不可不察，察之有纪，从阴阳始；始之有经，从五行生；生之有度，四时为宜（一作数）”，从而构成了中医学中的阴阳五行学说，是有它自己的特点的。我们如果不理解它的特点，把它看作与先秦时代其它著作中所讲的阴阳五行的内容完全相同，就会发生曲解。在中医学中，往往字面上是阴阳五行，而实质上有其确定的具体事物。有些还属于微观世界。但在当时只能用阴阳五行来作代表。现在该用现代科学方法去探求其本质，把它解释清楚，医学才会推向前进。

医家与兵家

《内经》一书，受到道家思想的影响，这是无疑的。但它还受到兵家思想的影响，如《素问·六节藏象论》说："草生五色，五色之变，不可胜视，草生五味，五味之美，不可胜极。"这里，举"草"而说明自然界万事万物的变化是无穷的。当时军事学上也有这种思想，例如《孙子兵法》也以"色不过五，五色之变，不可胜观也；味不过五，五味之变，不可胜尝也"，说明用兵之法，应当象自然界那样变化无穷。虽然一个讲食物（包括药物），一个讲打仗，指导思想却基本相同。可见中医认为"用药如用兵"，渊源是很早的。

《内经》论述治病的原则，如《灵枢·逆顺篇》说："兵法曰：无迎逢逢之气，无击堂堂之阵。刺法曰：无刺熇熇之热，无刺漉漉之汗，无刺浑浑之脉，无刺病与脉相逆者……故曰：方其盛也，勿敢毁伤，刺其已衰，事必大昌。"这句话直接引用兵法，渗透着当时军事学上"避其锐气，击其惰归"的思想。

治病，有攻补两大法，攻法是针对病邪，病邪就是敌人，当然要攻。问题是在"攻"要选择最有利的时机，然后可立于不败之地。病邪还在萌芽状态就消灭它，轻而易举。当然最理想，所以有病应该早治，所谓"善治者治皮毛"。失去这个机会，邪势已经盛大，就不能硬拼。硬拼只会伤正气，达不到祛邪的目的。必须等待时机，等到正气已经具备充足的抗邪能力，始可攻之。例如热性病在里结阳明时期，胃家已实，意味着正气抗邪已达高潮，攻邪时机成熟，然后因势利导，可以一下而愈。所谓“伤寒下不厌迟”，就是这个道理。当然，所谓“方其盛也，勿敢毁伤”，并不是无所作为，而只是说这时不能直接攻邪，应该用其它方法，例如热性病邪在气分流连，用益胃之法，令邪与汗并，热达腠开，邪从汗出；邪留三焦，用分清走泄之法，开战汗之门户。凡此，都为调动正气力量，用以扶正达邪，有利于病机。攻法与补法（广义的补法，指一切扶正措施），是相辅相成的，在多数情况下，或相兼并用，或先后分别使用，对热性病如此，杂病更是这样。

虚人感邪，不宜峻攻（包括汗、下等法），似乎理所当然。但在《伤寒论》少阴病篇中有一条条文，却颇耐人寻味。条文说:“少阴病，始得之，反发热，脉沉者，麻黄附子细辛汤主之。“此条属太少两感之证，正虚邪盛，而仲景用药，不但用麻黄，还用细辛，可以说发汗之力，倍于麻黄汤。为什么用峻药？一句话，无粮之师，利于速战。但他并不冒险，因为有附子一药扶正。下面又紧接着一条说:“少阴病，得之二三日，麻黄附子甘草汤微发汗。以二三日无里证，故微发汗也。”用药与上条仅一味之差，出入都很大，就是因为前者是“始得之”，后走是“得之二三日”，病邪比较深入，就不能用峻药，只可微发汗。所以周扬俊说：“少阴证见，当用附子，太阳热见，可用麻黄。已为定法。但易细辛以甘草，其义安在？只因得之二三日，津液渐耗，比始得者不同。故去细辛之辛散，益以甘草之甘和，相机施治，分毫不爽耳。”本条还注意到即使微发汗还须考虑有无里证。所谓里证，是指吐利、四肢厥逆等证。若有这些证候，虽发热，麻黄附子甘草汤也不可用。可见医生用药，大胆的时候须大胆，小心的时候须小心。

《内经》、《伤寒论》、温病学说等古典著作，在治病方面，就是包含着这样的指导思想，具有战略意义。所以病邪初袭，可汗则汗，如早用寒凉，看似直接清热消炎，实则药过病所，每多淹延时日；气热烁津，过早用滋阴，看似扶正，实则反致滋腻留邪。打仗不能失掉战机，治病不能失掉病机。当汗而不汗，谓之失汗；不当汗而汗，谓之妄汗；当下而不下，谓之失下；不当下而下，谓之妄下。从这个意义上来看，用药真如用兵一样。

当然，医家与兵家，毕竟是有区别的。一个属于自然科学范畴，一个属于社会科学范畴。用药如用兵，用作比喻则可，完全看作是一回事，就不很恰当了。有些疾病，明明由外邪引起，转入慢性之后，人身的阴阳失调，上升到主要矛盾，祛邪就属无益。所以对慢性肝炎的治疗，应该辨证论治，不能仅仅着眼于清利湿热，甚至寻求降低转氨酶的中药。事实上，即使转氨酶降低了，慢性肝炎仍旧没有好，转氨酶又会反跳，这是屡见不鲜的；对老年慢性支气管炎的治疗，也不能寄希望于有效的止咳化痰药。咳当然要止；痰当然要化，但这仅仅是治标，因为冰冻三尺，已非一日之寒，只有从久病及肾来考虑，才是治本之计。这些病应该“谨察阴阳所在而调之，以平为期”，完全不能用打仗来作比喻了。

从日食谈阳气

《素问·生气通天论》说:“阳气者、若天与日。”明说人身中的阳气，其地位象天空中的太阳那样重要。这仅仅是一个比喻呢，还是两者在实质上有一定的联系?按照“生气通天”的精神，是应该有一定的联系的，但有待于验证。

今年(1980)二月十六日(春节)，上海中医学院等单位，在昆明市就日全食时对人体及动物体的影响进行了观测，得到了不少可贵资料，他们正在进行综合分析，深入研究。从这些资料来看，人身中的阳气与天上的太阳，似乎有一定的联系。

从资料中发现，他们所观察到的病人出现的症状，都可以用阳气虚衰或阳气受到干扰来作解释。日全食时，病人出现头昏、头胀者较多(25例中头昏有10例、头胀有9例)，还有些病人出现头痛、耳鸣、目糊等症，为什么会这样?头为诸阳之会，清明出上窍，阳气受到干扰，首当其冲也;也有出现胸闷、气促等症，胸中为清阳之位，胸闷气促者，清阳失旷也;也有病人出汗，阳失卫外之能也。

阳气在人身中的重要性，这在中医理论上是没有异议的;治疗重危病症，应该首先考虑到保护阳气，这也是不言而喻的。问题是在阳气之衰，非一朝一夕之故;人的一生，由阳盛而阳衰，又是一个自然规律，所谓“年四十而阴气自半也，起居衰矣”。所以无论健康人还是有慢性病的人，都要刻刻注意保护阳气。在于“动”，而不在吃补药。“天行健，君子以自强不息”，自然之道，即养生之道也。未有“四体不勤”,“饱食终日无所用心”的人而能健康长寿者。至于用药保护阳气，须在有病时用之，具体方法很多，但归纳起来，不外升阳、温阳、通阳、养阳、潜阳五法。

升阳　升发乃阳气之本性，不升便是病态。东垣学说有三个组成部分；一曰补脾胃，二曰升阳气，三曰泻阴火。其中脾虚当补，有火当泻，尽人皆知。东垣发明，在于升阳气一点上。单补脾胃而不升阳气，此“补”便是呆补；单用升药而不补脾胃，此“升”便是无根之升，只能外散而不能升阳。葛根、柴胡一类药，善用之则升阳气，不善用之则竭胃汁、劫肝阴。《临证指南》说:“东垣大升阳气，其治在脾”，即是指出升阳气药应该与补脾胃药结合起来运用。阳气不升之证，临床所见甚多:“上气不足，脑为之不满，耳为之苦鸣，头为之苦倾，目为之眩；中气不足，溲便为之变，肠为之苦鸣。”但用东垣法，不能局限于补中益气一方，我曾用升阳散火汤加减治疗一全身性干燥综合症伴有弥漫性角膜炎的患者，初以为方中风燥之药太多，有所顾忌，试用之果得良效；还常用益气聪明汤加减治疗眩晕以及眼耳鼻诸病，疗效也较满意，而且血压低者能升压，血压高者能降压，不必因其血压高而畏忌用升散之药。当然，用这些方必须辨证用之，如上述全身性干燥综合症病人就有脉濡、舌淡而之征。

温阳　温阳主要用于回阳救逆，自非参、附、姜、草莫属。值得提出的是重症而用温阳，虽得挽救，已属焦头烂额。张景岳说:“阳衰者，即亡阳之渐也。”与其焦头烂额于亡阳之时，何如未雨绸缪于阳衰之候。《伤寒论》提示脉微细、但欲寐便属少阴病，就当急温。这个精神是应该深刻领会的。

通阳　通阳与温阳既有联系又有区别。通阳之药多少带点温性，但其目的不是“温”而是“通”。它的作用一是通心阳，二是化痰饮，三是利小便。温阳用附为主，通阳则用桂。《伤寒论》中有通阳一组方子，都是以桂为主，配以甘草苓术等药，就可见其作用所在。所以叶天士说:“通阳不在温而在利小便。”

养阳　养阳用于虚劳。“劳者温之”，但温非温热竟进之谓，而在于温养。慢性病人见阳虚之证，不能长期把桂附等药当作补药来服，这是显而易见的。温阳之药宜刚，养阳之药宜柔。如苁蓉、杞子、覆盆子、菟丝子、仙茅、仙灵脾、巴戟天等药，性虽温而柔润，就可选用。还有血肉有情之品，如龟板、鹿茸、鹿角胶，河车、坎气（脐带），既可填精，亦能养阳。“味归精，精归化”，这是填精之品亦能养阳的道理。“形不足者温之以气，精不足者补之以味”，两者本来不是截然分割，而是互有联系的。

潜阳　阳气本宜升发，但亢阳无制，又宜潜伏，事物的辩证法，本来如此。潜阳用金石介类重镇之品，众所习知，无须细说。所须指出的，升阳与潜阳又可以同用。例如某些高血压病人的见症，既有肝阳上亢的一面，又有清阳不升的一面，这时，柴胡、葛根、川芎、党参、黄芪等药不妨与龙骨、牡蛎、龟板、生地、白芍等药同时选用。升者，升其清阳，潜者，潜其邪阳，可以并行而不悖。升阳与潜阳，本来是相反的两个治法，但在一定的条件下，相反可以相成，这又是事物的辩证法。至于阳不恋阴，虚阳上浮之证，其性质与肝阳上亢不同，自然宜潜、宜纳而不宜升了。

谈治肺

直接治肺之法，常用的有宣肺、肃肺、清肺、泻肺、温肺、润肺、补肺、敛肺八法，凡是医生，人人会用。其中宣肺、肃肺二法最为常用，但其概念却有被误解之处。

宣肺　宣者通也。肺主气，气宜通畅。任何外邪，侵犯到肺，都能使肺气失于通畅，导致咳嗽上气，故谓“诸气膹郁，皆属于肺。”宣肺之宣，是宣通肺气之膹郁，则咳嗽上气自得缓解，属于十剂中“宣可去壅”之范畴。李时珍释为“壅者塞也，宣者布也散也”，为得其义。肺合皮毛而主表，开毛孔、解表，使邪有出路，亦即寓有宣肺之作用。麻黄一药，无疑是宣肺之代表药。

肃肺　今人多以“肃”为降，肃降二字亦常连用。其实，“肃”字本来没有“降”的意思。由于肺喜清肃而肺气以下降为顺，只有把肺中不正常的痰火水饮肃清，肺气才能下降。肃是清除的意思，肃肺不就是降气，更不能把肃理解为降，就把宣理解为升，误解宣肺为上行，肃肺为下行。张子和释为“宣者，升而上也，以君召臣曰宣是矣。”这是解释吐法也属于十剂中的宣剂，是可以的。如果把宣肺也理解为上行，就不妥当了。须知肺苦气上逆，降之犹恐不及，将可升而上行乎？“宣可去壅，生姜橘皮之属是也。”生姜、橘皮，又岂是上行之药？肺失清肃常由肺气不宣、痰热蕴结所导致，故在治疗步骤上先宣肺，后肃肺，乃先表后里之大法。亦有宣肃并行者，则属表里双解之义。按理说，凡具有清痰火、化水饮作用的药物，应都属于肃肺药，但因化水饮的药物多属温性，就称为温肺，而肃肺之药药性平和，有的略偏于凉，如枇杷叶、马兜铃、紫菀、款冬花、百部等药即是。

清肺　属于清热的范围，称它清肺，就是清肺热的意思。常用的有桑叶、石膏、茅根、竹茹、鱼腥草、野荞麦根、黄芩等药。这些药具有清热消炎的作用，这是清热药的共性，这些药对于治疗呼吸道炎症更为适应，这是清肺药的特性。其中黄芩一药最有代表性。如李时珍自记年二十时病骨蒸发热，肤如火燎，每日吐痰碗许，暑月烦渴，寝食几废，六脉微洪，遍服柴胡、麦冬、荆沥诸药，月余益剧。用片芩一两，水煎顿服，次日身热尽退，而痰嗽皆愈。可见黄芩一药对肺热痰嗽有特效。解放后在临床上常用鱼腥草、野荞麦根治肺热，确有良效，这是一个新的发展。

泻肺　有谓肾无泻法，其实，“五脏者，藏精气而不泻也，”都无泻法。所谓泻肺，只是泻肺中的痰火和水湿，是针对病邪而言，不是真的泻肺。泻肺可与宣肺相对，宣肺近于发表，此则近于攻里。它与肃肺则有轻重缓急之别，肃肺药药性平和，泻肺药药性峻猛。葶苈子可称泻肺的代表药，而泻白散（桑白皮、地骨皮、甘草、粳米）一方，名为泻白（肺），实际有其名而无其实，桑白皮一药，只有清热作用，余药偏于清养，何足以言泻肺。此方与其说它泻肺，无宁说它清肺、补肺。相反，某些化痰药，如竹沥、猴枣等，因其化痰功效显著，人多习用，都有一定的泻肺作用，正气虚者宜慎用。

温肺　是温化肺中寒饮之法。饮为阴邪，非温不化。最有代表性的温肺方是甘草干姜汤，临床上常用的小青龙汤，也应属于温肺范围。

润肺　润肺者，润肺之燥也。干咳无痰属肺燥，痰稠黏而难出，也属肺燥，全身还有燥象可见。化痰止咳药中的川贝母、瓜蒌，清热药中的知母、芦根、天花粉，补益药中的阿胶、沙参、西洋参、麦冬、石斛、玉竹，都属于润肺之药。沙参麦冬汤、清燥救肺汤都属润肺治燥之代表方。

补肺　肺主气，故损其肺者宜益其气。在一般补气药中择其温而不燥者，如人参、黄芪、甘草等类就是补肺气之药。但肺虚的表现往往气阴两虚，故叶天士补肺，既用甘温益气，又用甘凉养阴。补肺阴的药一般都有润肺作用，但润肺之药有的却没有补肺阴之功。两者的不同如此而已。

敛肺　敛肺是收敛肺气之耗散，五味子就属敛肺之药，用于肺虚久咳之证。所谓肺气之耗散，是在虚证的基础上产生的，所以敛肺药必须与补肺药同用。

以上八法，宣肺、肃肺、清肺、泻肺，属于祛邪；温肺、润肺、有其祛邪的一面，又有其扶正的一面；补肺、敛肺，则属扶正。

还必须指出，在临床上此等治法并不是单独应用而是数法合用的，如小青龙汤一方，即是宣肺，又是温肺，还有敛肺之药；如再加石膏，还有清肺作用。又如止嗽散一方，也是宣肃并行之方，临床上还可灵活加减，可与清肺润肺药合用，也可与温肺药合用。

谈“废药存医”的危机

废医存药，可谓“皮之不存，毛将焉附”，其方谬误，浅而易知。废药存医，似乎危言耸听，但确实存在着这种危机。

（一）先谈谈中药配方上存在的问题

一是缺货。在古代，医药不分家，“赤箭、青芝、玉札、丹砂、牛溲、马勃、败鼓之皮，俱收并蓄，备用无遗者，医师之良也”。现在医药分家，药房里的药材如果缺少，虽有良医，亦无所施其技。我们当然并不要求药房里还供应什么牛溲、败鼓之皮之类，有些缺货，如犀角、麝香、牛黄、虎骨等等，也是可以理解的，但有些常用药都不应该缺而缺。原因很多，尽管各地药材公司千方百计组织货源，但由于生产跟不上，或者运输跟不上，还是一方面产地药材积压，一方面供应缺少。例如蛇蜕一药，为治皮肤病之良药，缺货已经长久，在广东，蛇肉吃得到，难道蛇蜕就收购不到？有些药应该用鲜的，例如芦根、茅根，现在鲜的很少。还有一个原因，某些还不成熟的中药科研“成果”，盲目大量生产成药，以致配方缺货，造成人为的紧张，也打乱了药材的供销计划。如：仙灵脾，目前供应较少，据说正在制造一种以仙灵脾为原料的新药，而且这种药可治很多病。当然，这是道听途说之词，有待核实。但该药突然供应紧张，却是事实。也有一些药，其实并不缺，只是在某些药房还没有从仓库中装到格斗里而拒绝配给，我就碰到过这种情况。至于药材是否道地，我倒是认为要求不能过高，云茯苓代以浙茯苓；川芎代以抚芎，这是古已有之，比缺货终要好得多。但是质量问题值得注意，现在处方上的大生地，其实给的是细生地；大枣其实是小枣，大的不知都到哪里去了。用药之不效，其谁之过欤？

二是修治不如法。例如当归一药，归身味甜，归尾味辣，这是一尝就知道性味有所不同。现在药房里只给全当归，切作饮片，配方的时候，有时候归身抓得多，有时候归尾抓得多，假如是治妇女崩漏病，服用了全当归，而恰恰又是归尾多抓了一些，服药后出血更多了，这个责任到底归谁来负？又例如瓜蒌仁一药，不打碎，药性煎不出；早打好了油都走掉，又失效，故必须现打现配。再如砂仁、豆蔻等药早杵好了，香气都走掉，也必须现杵现配。可是，现在都早已打好（或者不打）、杵好。过去药店里都备有“舂桶”、“戒尺”，配方的时候临时舂打。现在药房里有没有备，我没有调查过，如果仍旧备着，希望不要备而不用。

三是煎药不得法。有的药应该先煎，有的应该后煎，有的应该用武火，有的用文火，有的应该去滓再煎，如此等等，直接关系到疗效和避免药物中毒，是大有一套学问的。药房里代煎药，到底怎么个煎法，我没有调查，没有发言权。但在配给病人自已煎的时候，药方上附子……等药写明先煎，往往包在一起；大黄……等药写明后下，也包在一起，这都是屡见不鲜的。还有擅自减少分量，甚至划掉药品，须知医生处方用量是有分寸的，应重则重，应轻则轻。有时候也考虑到药源问题，例如黄连一药，原可以用得重一些，但鉴于货源，一般用量都小。但黄芪一药，非重用其效不显，用 30 克至 60 克是不足为奇的，药房擅自减少用量，服之无效，反而把药浪费了。希望不要这样做，特别是中医医院里的药房，要改方也应与医生先打一个招呼。

当然，医生处方上对于药品的处理，有时也并不是完全对，但医生既然这样写了，药房就该照办，不要怕麻烦，责任由医生去负。至于剧药、毒药，医生用得不得法或用量过重，事关人命，药房当然有权拒绝配给。

（二）再谈谈中成药的问题

现在固有成方的中成药太少。所以少，有的是属于药材货源不足，如六味地黄丸，左金丸等；但更多的是因为销售数量少，被称为“冷门”，所以没有制备。中成药是商品，但又不同于一般商品，是治病救人的，备药千日，用在一朝，不能专求利润。上海的中药厂如果能把过去药店里“堂簿”上的成药配齐，并指定专门药房出售“冷门”成药（其实组成这种成药的药物并不紧张），既避免分散积压，又不断档，这将是发展中医中药，保障人民健康的大好事。固有中成药实际已具备中药剂型改革的雏型，恢复它，遵古配合，我认为比改革中药剂型更为当务之急。

党的中医政策贯彻以后，医是不废了，但药的问题仍然很多。药之与医，如唇齿之相依，这些问题不解决，医也将不存，所以说它是个危机，希望引起有关方面的重视。

医与药原属一家，中医中药的发展，是与过去老药工的劳动分不开的。写到这里，怀念老药工之情，不禁油然而生。

格阳与格阴

阴盛格阳，简称格阳，众所共晓。《简明中医辞典》（下简称《辞典》）两条并收，其释文基本正确，但也有可商之处，即释文中出“漱水而不欲饮”一症。按此症实际上只是口中有粘腻感，并不口渴，故只欲漱水，与渴不多饮或不欲饮是两回事，可见于瘀血内结之病人。尤在泾于《金匮·瘀血篇》中释为瘀阻之处，必有郁热，故口燥欲漱水；但病在血分，所以虽燥而不欲咽。《辞典》出此症，当有所本，但与临床实际似有不符之处。

格阴一词，较少沿用。《辞典》只收阳盛格阴一条，未收格阴。其实，此证在临床上并不比格阳为少见，而且不难辨别，全是一派热象，所异者，肢厥（甚则体厥）脉伏耳。所须注意的是阳盛格阴之证，一般见口渴甚至渴喜凉饮，但也有不渴者。《温病条辨·中焦篇》第二十条："阳明温病，舌黄燥，肉色绛，不渴者，邪在血分，清营汤主之"。吴鞠通自注："温病传里，理当渴甚，今反不渴者，以邪气深入血分，格阴于外，上潮于口，故反不渴也"。此释为是。

口之渴与不渴为问诊中"十问"之一，最当辨别，如：

寒证或寒湿证：口不渴或渴喜热饮。喜热饮者，非喜饮水，欲得热以解寒也。

热证：理当口渴。但须分其热在气分、血分（营分）。在气分者口大渴甚至渴喜冷饮；在血分者，口舌虽干燥而不诉口渴，给以水亦欲饮，但饮量不多。

饮证：渴不欲饮。因病人饮后不适，饮冷更不适。

瘀血证：可渴，可不渴，但口中粘腻，频欲漱水。

再谈谈阴盛格阳与阳盛格阴问题。所谓阴盛格阳，阳盛格阴，亦即寒极似热，热极似寒之证，是与病的本质相反的一种表现，故又称为真寒假热，真热假寒。应当着眼于一个"极"字，此寒不是一般的寒，而是极寒；此热也不是一般的热，而是极热。即刘河间称为

“微则当其本化，甚则反兼胜已之化”是也。《伤寒论》第十一条：“病人身大热，反欲得衣者，热在皮肤，寒在骨髓也；身大寒，反不欲近衣者，寒在皮肤，热在骨髓也。”即指真寒假热与真热假寒。“大”者，言其甚也；“骨髓”者，言其深也。因此，在辨证与治疗上不得掉以轻心。一般的寒证与热证，投剂若误，尚可挽救；真寒假热与真热假寒，已属危重之症，一有差错，祸不旋踵。吴鞠通于《温病条辨·中焦篇》第六条用大承气汤，自注谓：“此一条须细辨其的是火极似水、热极而厥之证，方可用之，全在目赤、小便赤、腹满坚、喜凉饮定之。”可谓慎重。须知假证是很容易迷惑人的，要客观分析，方可去伪存真。不是这样，便会偾事，例如《续名医类案·卷五》中有一医案：

施幼声卖卜颇行，年四旬，禀赋肥甚，六月患时疫，口燥舌干，苔刺如锋，不时太息。咽喉肿痛，心腹胀满，按之痛甚，渴思冰水，日晡益甚，小便赤涩，得涓滴则痛甚。此当下之症也缘通身肌表如冰，指甲青黑，六脉如丝，寻之则有，稍按则无。医者不究里极……但手足厥逆，若冷过手肘膝，便是阴证。今已通身冰冷，比之冷过肘膝更甚，宜其为阴证，一也；且陶氏论阴阳二症，全在脉之有力无力中分，今已脉微欲绝，按之如无，比之无力更甚，宜其为阴证，二也……遂投附子理中汤，未服。延余吴至，以脉相参，表里比较，此阳证最重者，因内热之极，气道壅闭，下证悉具，但嫌下之晚耳。因内热之极，至周身冰冷，此体厥也。六脉如无者，群龙无首之象，症亦危矣。急投大承气汤，嘱其缓缓下之。脉至厥回，便得生矣。……又三医续之，皆言阴证。妻乃惶惑。病者自言：“何不十之神明?”遂得从阴则吉，从阳则凶。更惑于群医之议阴证者居多。乃进附子汤，下咽如火，烦躁之极。叹曰：‘吾已矣，药之所误也’。言未已，转剧，不逾时竟殒”。

从此案中可以得到两个教训：其一，辨其阴证者未尝没有根据，病在执其一端；吴又可则作全面分析，“以脉相参，表里互较”。嘱其缓缓下之，缓缓二字，犹有慎重之意。其二、迷信害死人，吴又可深为慨叹，不愧为一个科学家。时至今日，科学远比古代进步，真假的辨别，在临床上又何止寒热二端。表面症状的缓解，未必等于疾病的根治，时代对中医提出了更高的要求。全凭经验来辨别，还有其一定的局限性，借助于现代科学，诊断就容易多了。如寒热的真假，可于体温计测知之（当然不能全凭）；内脏的细微变化，可于X线、显微镜下视得之。这对于辨证论治是大有帮助的，古可以为今用，洋又何尝不可为中用呢?

《内经》论“人”

1．人是自然界最高等的生物　《内经》论“人”，是从自然科学角度出发，认为人是自然界中的一分子，但与其它生物不同，人有复杂的高级的思维器官，是最高等的生物，如《素问·宝命全形论》说：“天覆地载，万物悉备，莫贵于人。”但是，人既然是自然界中的一分子，是受自然规律制约的，所以篇中又说：“人以天地之气生，四时之法成。”生物的生长有四时的变化：春生、夏长、秋收、冬藏；人的一生也相应地有生长老死的变化。由此出发，《内经》讲养生之道，可以概括为两句话：“必先岁气，毋伐天和。

2. 形体是第一性，精神是第二性　对于人的形体与精神的关系，《灵枢·经脉》中明确地指出："人始生，先成精，精成而脑髓生，骨为干，脉为营，筋为刚，肉为墙，皮肤坚而毛发长"，这是成形的过程。"谷入于胃，脉道以通，血气乃行。"（《灵枢·经脉》）。"天食人以五气，地食人以五味"，"五气入鼻，藏于心肺，上使五色修明，音声能彰。五味入口，藏于肠胃，味有所藏，以养五气，气和而生，津液相成，神乃自发"（《素问·六节藏象论》），说明在成形之后，依赖于呼吸空气，摄取食物，才能维持生命，并且产生精神活动。而形体是人的一切生理活动和精神活动的本源。荀况也说："形具而神生"，只是从哲学上提出这个观点，而《内经》则是从科学上讲出"形具而神生"的道理。

《内经》在《灵枢·本神》中具体而全面地论述人的形体与精神的关系，故称之为"本神"（推原精神活动的本原）。《本神篇》中首先指出："天之在我者德也，地之在我者气也，德流气薄而生者也。故生之来谓之精，两精相搏谓之神。""神"即是指人的生命。两句意为人的生命存在于形体，而形体则由男女媾精所产生。接下去说："随神往来者谓之魂，并精而出入者谓之魄，所以任物者谓之心，心有所忆谓之意，意之所存谓之志，因志而存变谓之思，因思而远慕谓之虑，因虑而处物谓之智。"在这里，《内经》对神、魂、魄等名称，都作了唯物主义的说明，丝毫没有神秘的意义。"神"只是指生命；"魂"只是泛指精神活动，只能随神往来，不能离神存在；"魄"，是指人的生理本能，是与生俱来的，故称"并精出入"。有形才有生命，有生命才产生精神活动和具有生理本能。同时进一步指出人与其他生物有所不同，人有复杂的，高级的思维器官，从“可以任物者谓之心”以下六句，就说明这点。任，担任，接受的意思；心，指思维器官。所以任物者谓之心，是指心通过感官有接触外界事物产生感觉的作用，由此产生意、志、思、虑、智等认识事物和思维活动，其过程一级高一级，但从“任物”开始，到“处物”告一结束，不能离开“物”。需要弄清楚的是，所谓“任物”，是以“心”为出发点去引出“物”，还是“物”不依赖于“心”而存在，“心”只是起到反映外界事物的作用？前者是唯心论的观点，后者是唯物论的观点。本段文字的前提是，人禀天地之气而生，认为物质世界（天地之气）先于人不依赖于人而存在，因而所谓“任物”，只能是反映外界事物的意思，是属于唯物论的。至于把大脑的功能当作心的功能，这是受着当时自然科学条件的限制，就不能苛责古人了。

《内经》还认为人的个体不仅有强弱之异，对周围环境的适应性也各有不同，在《灵枢·五变》用树木来作比喻说：“夫木之早花先生叶者，遇春霜烈风，则花落而叶萎。久曝大旱，则脆木薄皮者，枝条汁少而叶萎。久阴淫雨，则薄皮多汁者，皮溃而漉。卒风暴起，则刚脆之木，枝折杌伤。秋霜疾风，则刚脆之木，根摇而叶落。凡此五者，各有所伤，况于人乎”。人的性格也有阴阳二十五人之差殊（见《灵枢·阴阳二十五人》）。但从自然产生总的来看，所有的人的生理活动和精神活动都是一样，根本不存在高一等低一等的差别，认为“五脏者，所以藏精神、血气、魂魄者也；六腑者，所以化水谷而行津液者也。此人之所以具受于天也，无愚智贤不肖，无以相倚也。”（见《灵枢·本脏》)这个看法是辨证的,合乎科学的。

3. 人体是一个对立的统一体 《内经》把人看作是一个阴阳对立的整体，是贯穿于全书的，即所谓“人生有形，不离阴阳。”不仅从解剖部位上可分阴阳，“夫言人之阴阳，则外为阳，内为阴。言人身之阴阳，则背为阳，腹为阴。言人身之脏腑中阴阳，则脏者为阴，腑者为阳。”(《素问·金匮真言论》) 更主要的是它的内部存在着阴阳两个方面互相依存的关系，故在《素问·生气通天论》说:“阴者，藏精而起亟也；阳者，卫外而为固也。“亟”,通“极”,起亟，是起端的意思，指阴藏精于内，阳卫固于外，亦即《素问·阴阳应象大论》中所说:“阴在内，阳之守也；阳在外，阴之使也”的意思。阴阳两者互相为用，犹如四时气候有春必有秋，有夏必有冬，从而在生理上互相有机联系，保持相对平衡状态，这是正常的。如果破坏了这个状态，就是病态，在《素问·生气通天论》中有一段论述:“凡阴阳之要，阳密乃固，两者不和，若春无秋，若冬无夏，因而和之，是谓圣度。故阳强不能密，阴气乃绝；阴平阳秘，精神乃治；阴阳离决，精气乃绝。”说明了这个问题。

《内经》论述人的生理方面，即使字面上没有讲到阴阳，仍然包含着辩证法思想，随举数例，如《素问·六节藏象论》:“肾者，主蛰封藏之本，精之处也。”说明主封蛰，主藏精，是肾脏的本质。但在《素问·上古天真论》中却说:“肾者主水，受五脏六腑之精而藏之，故五脏盛，乃能泻”，说明肾之所以能藏精，其来源有赖于五脏六腑之精的灌输，同时肾的藏精也不是绝对的，在一定的条件下，肾又是“能泻”的。又如

"脾、胃、大肠、小肠、三焦、膀胱者，仓廪之本，营之居也，名曰器，能化糟粕，转味而入出者也。"（《素问·六节藏象论》）这里，脾是五脏之一，胃、大肠，小肠、三焦、膀胱是属于六腑，把一脏五腑，合在一起，论述其功能，说明一脏配一腑，也不是绝对的，这六个脏腑，其功能：一是摄取食物中经过消化的精华，营养全身；二是排泄食物中经过消化后的糟粕；三是食物中的营养，经过人体充分利用后，还要把废物排泄出去。这个新陈代谢的过程，是既有分工，又有合作，共同来完成的，所以说是"仓廪之官，营之居也，"又说它是"转味而入出者也。"这就是整体观的体现。在医学上来说，这种论述当然是朴素的，但在当时能有这样的看法，可以认为是先进的。

《内经》论疾病的发生和治疗

1．疾病发生的根据是在内因而不是外因　《内经》论病，注重内因，认为人体的正气虚，如阴阳偏胜，偏衰（"阴胜则阳病，阳胜则阴病，""阳虚则外寒，阴虚则内热"），气血不和（血气不和，百病乃变化而生），抗病力弱，是发生疾病的根本原因。同时认为风雨、寒热、饮食、情志、性生活过度等（夫百病之所始生者，必起于燥湿、寒暑、风雨、阴阳、喜怒、饮食，居处）都能成为致病的外来因素。但疾病发生的根据是内因而不是外因。"邪之所凑，其气必虚"，是《内经》的著名论点，也是中医学发病理论的基本观点。

2．疾病是可以认识的　《灵枢·九针十二原》篇说："今夫五脏之有疾也，譬犹刺也，犹污也，犹结也，犹闭也。刺虽久，犹可拔也；污虽久，犹可雪也；结虽久，犹可解也；闭虽久，犹可决也。或言久疾之不可取者，非其说也。夫善用针者，取其疾也，犹拔刺也，犹雪污也，犹解结也，犹决闭也。疾虽久，犹可毕也。言不可治者，未得其术也。”这就说明疾病的存在，好象肉中的刺，衣上的污点，绳上的结子，闭塞不通的水道。它的产生有一定的条件和根据。因此，也有一定的条件和根据可以除去，犹如刺的可拔，污的可洗，结的可解，闭的可通，形象地驳斥了“言久疾之不可取”，是错误的。同时也承认“不可治”的病是有的，但这只是还没有认识这个疾病的本质，因而“未得其术”。这个观点是正确的，尽管对某一种疾病的认识有一个过程，然而客观存在的事物，人们总是从不知到知，由知之不多到知之较多，逐步认识它，掌握它的规律，找到战胜它的方法的。这个思想是积极的，它启示我们医学也是不断发展的，是能从“未得其术到得其术”的。

疾病，是可以认识的：但要认识它，是要下一番功夫的。首先是诊断。在古代，只能强调望、闻、问、切直观的诊断。《素问·阴阳应象大论》说：“善诊者，察色按脉，先别阴阳；审清浊，而知部分；视喘息、听声音，而知病所苦；观权衡规矩，而知病所主，按尺寸、观浮沉滑涩，而知病所生。以治无过，以诊则不失矣”。《素问·脉要精微论》也说：“切脉动静而视精明，察五色，观五脏有余不足，六腑强弱，形之盛衰，以此参伍，决死生之分。”《素问·徵四失论》说：“论病不问其始，忧患饮食之失节，起居之过度，或伤于毒，不先言此卒持寸口，何病能中，妄言作名，为粗所穷。”举这三段文字，可以看出《内经》对于疾病的诊断，提出望面色、听声音、问病情、按脉搏的具体方法，并且提出要客观地，全面地看问题，所谓“以此参伍，决死生之分。”反对主观性、片面性、斥为“妄言作名，为粗所穷”。《内经》的这种思想，形成中医学以望、闻、问、切“四诊合参”诊断疾病的优良传统。

古代对于医生的评比，把视尺肤、诊寸口、望面色三种诊术都能掌握的称为“上工”，上工十全九；掌握两种的称为“中工”，中工十全七；只能掌握一种的称为“下工”，下工十全六。（见《灵枢·邪气脏腑病形》）《周礼·天官》也记载对于医生的考绩是：“岁终则稽其医事，以制其食。十全为上，十失一次之，十失二次之，十失三次之，十失四为下。”这些评比考绩制度的建立，无疑对于医疗技术的提高，起着一定的保证作用。

3. 疾病是可以预防的　治未病是《内经》的指导思想，能治未病者称为“上工”。《素问·四气调神大论》说：“夫病已成而后药之，乱已成而后治之，譬犹渴而穿井，斗而铸锥，不亦晚乎！”这是因为它认为疾病的发生，不是天上掉下来的，也不能从地下冒出来的，而是人体内部逐渐发生变化的结果。这在《灵枢·玉版》中说得很清楚：“夫痈疽之生，脓血之成也，不从天下，不从地出，积微之所生也。故圣人自治于未有形也，愚者遭其已成也。”指出高明的医生就在于当疾病还未形成的时候就能防治。及其已病，则应早治。因为疾病的发展终是由浅入深的，《素问·缪刺论》说：“夫邪之客于形也，必先舍于皮毛，留而不去，入舍于孙脉，留而不去，入舍于络脉，留而不去，入舍于经脉，内连五脏，散于肠胃，阴阳俱感，五脏乃伤。此邪之从皮毛而入，极于五脏之次也”。故“善治者治皮毛。”所谓治“皮毛”，并不是一定指具体的皮毛，而是借作比喻，说明当疾病在萌芽状态的时候就要消灭它（说见《素问·阴阳应象大论》。唐代王冰阐发说：“故善治者治皮毛（止于萌也）；其次治肌肤（救其已生）；其次治筋脉（攻其已病）；其次治六腑（治其已甚）；其次治五脏，治五脏者，半死半生也（治其已成。神农曰：“病势已成，可得半愈。然初成者获愈，固久者伐形。故治五脏者，半死半生也）”。《史记·扁鹊仓公列传》论述扁鹊过齐时说：“疾之居腠理也，汤熨之所及也；在血脉，针石之所及也；其在肠胃，酒醪之所及也；其在骨髓，虽司命无奈之何。”也有相似看法。可见对疾病应该早期治疗，这条规律，是古代医生从实践经验中总结出来的。但是，《内经》论述得辩证，认为病势已成，只要没有到“固久者伐形”的地步，也并不是不可治，不过晚了一些，治愈率和死亡率就只能一半对一半了。因为《史记》记述的是流传的故事，而《内经》则是科学的论著。

4. 治病必求于本 “治病必求于本”，是《内经》的一句名言。“本”是本质，治病要抓到它的本质，这个道理谁都知道，谁也没有说过头痛就医头，脚痛就医脚，但对每一个疾病本质的认识可不容易，在当时的历史条件下，是不可能完全认识的（有的直到现在，还不能完全认识，例如肿瘤），只能朴素地把“本”归结为阴阳的变化。治本，就是要掌握阴阳变化发展的规律，因势利导，所谓“因其轻而扬之，因其重而减之，因其衰而彰之”（《素问·阴阳应象大论》）就是说在病势轻浅的时候，就向外发散它；病势深重的时候，只可用药或其他治疗，稍减其势，不能硬拼（中医称为攻邪），硬拼只会伤正气；等到病势衰退的时候，却要跟踪追击，彻底治疗，断其病根。着重在一个“因”字，目的就是利用和调动“正气”的抗病力量，因势利导，祛邪而不伤正，才是根本的办法。所以《内经》又说：“方其盛也，勿敢毁伤，刺其已衰，事必大昌。故曰：上工治未病，不治已病，此之谓也。”(《灵枢·逆顺》)。这里，所谓勿敢毁伤，并不是对疾病无所作为，而只是说这时不能直接攻邪，应该用其它方法保护正气。例如中医治疗热性病邪在气分流连，用益胃之法，令邪与汗并，热达腠开，邪从汗出；邪留三焦，用分消走泄之法，开战汗之门户。凡此，都为调动正气力量，用以扶正达邪的措施。一个高明的中医，不但善于攻，而且善于守。

中国有句古话，叫做“若药弗瞑眩，厥疾弗瘳。”《内经》对此，是持批判态度的，认为毒药当然可以用，但不能用到“瞑眩”的程度。《素问·五常政大论》说：“大毒治病，十去其六，常毒治病，十去其七，小毒治病，十去其八，无毒治病，十去其九，谷肉果菜，食养尽之，无使过之，伤其正也。不尽，行复如法。”意为药物一般都是有毒性作用的，用以治病，对病只可十去其六、七、八而止。即使无毒的药物，治病也只可十去其九。因为药物终归是药物，不宜多服久服，超过一定限度，反而要伤“正气”。恢复健康是要靠谷肉果菜等食物来调养的。这里，“无使过之，伤其正也”应与“不尽，行复如法”联系起来看，指出对疾病当然要根治，如果没有治好，可以重复一个疗程，但不能完全依靠药物。

正气，是人的根本，疾病发生的根据，抵抗疾病的力量。《内经》提出“治病必求于本”，实际是把治疗的重点，放在扶助正气上面，形成了中医治病刻刻固护正气的良好医学思想。

5. 因地因时因人制宜 《内经》在《素问·异法方宜论》中论述治疗疾病在不同地区有不同的方法，如砭石、药物、艾灸、针刺、导引、按跷等等，历来被认为中医对于疾病的治疗有“因地制宜”这一原则的理论根据。这里还道出了一个真理：医学来源于劳动人民的实践。砭石从东方来，毒药从西方来，灸焫从北方来，九针从南方来，导引按跷从中央出，都是当时当地劳动人民跟常见疾病作斗争的发现和发明，不是什么“天才”创造出来的。在因时制宜方面，《素问》七篇大论连篇累牍地论述五运六气，归结到对疾病的治疗上，即是因时制宜。不但要注意到在正常的情况下，四时的气候有不同，而且要注意到四时气候还有异常变化，所谓“夫六气正纪，有化有变，有胜有复，有用有病，不同其候。”(《素问》六元正纪大论》)，五运六气，实际是古代的气象医学，有很多合理成分，值得研究。至于因人制宜，则人有阴阳，形有肥瘦，气血有多少，老少有盛衰，治疗当然也各有不同，散见于《内经》各篇者不少，兹不缕述。治病，热者寒之，寒者热之，盛者泻之，虚者补之，对证下药，这是常法；但是，不注意到因地、因时、因人制宜，不懂得“热无犯热，寒无犯寒”的禁忌，不考虑到“热因热用”、“寒因寒用”、“塞因塞用”、“通因通用”的变法，就会“寒热内贼，其病益甚”，(《素问·六元正纪大论》)就会“损不足而益有余。”只有通常达变，才真正做到“治病必求于本”，才得到了中医辨证论治的精髓。

谈中医理论一脉相承

近来，整理《金匮要略》讲稿，在整理过程中，体会到中医理论，自古至今，确属一脉相承，试举两例：

例一《金匮要略·五脏风寒积聚篇》有一条："心伤者，其人劳倦，即头面赤而下重，心中痛而自烦，发热，当脐跳，其脉弦，此为心脏伤所致也。"本条所举之证，是心气不足，阴火上浮而清气下陷，确属"心伤"，与现代医学所称心肌损伤，实有相通之处。《千金方·心脏脉论》亦载本条，其中"心痛而自烦，发热"句作"心中痛彻背，自烦发热，"描写因"心伤"而发生心绞痛的形状，更为确切。

《五脏风寒积聚篇》还有一条："邪哭使魂魄不安者，血气少也。血气少者，属于心。心气虚者，其人则畏，合目欲眠，梦远行而精神离散，魂魄妄行。"本条"邪哭"是指不正常之哭泣，即无故悲伤欲哭之谓，用甘麦大枣汤不言而喻。

中医所讲的心脏功能，一主血脉，二主神明，已为人所共知。《金匮》所讲"心伤"，正是心主血脉之病；"邪哭"，正是心主神明之病。于此可见中医理论，原属一脉相承。

例二　《金匮》论述暍病仅三条，其中一条用白虎加人参汤证，自属暍病正治；一条未出方；还有一条用一物瓜蒂汤，但临床极少应用。

按　暍病今称暑病。《素问·刺志论》说："气虚身热，得之伤暑"。《金匮》论述暍病三条，撰用《素问》，着眼于气虚两字。如白虎加人参汤证之汗出，身热而渴，原属白虎汤证，见恶寒则属气虚（此非表证之恶寒），故用白虎汤加人参；不出方的一条，论脉论证，显而易见属于气虚；一物瓜蒂汤证其脉亦微弱，可见《金匮》是与《内经》一脉相承的。

从《金匮》本篇白虎加人参汤证，可以对《伤寒论》25、26条辨证的意义得到解答。《伤寒论》25条：服桂枝汤，大汗出，脉洪大者，与桂枝汤。这似乎不能不令人置疑。其实，仍用桂枝汤，患者必恶寒发热等表证仍在，脉虽洪大，洪大者，来盛去衰之脉，非实脉也。以其外有表证而里无烦渴，故予桂枝汤如前法。桂枝汤原以调和营卫为主，只要还没有阳虚的表现，可以不必加味。

26条：服桂枝汤，大汗出后，大烦渴不解、脉洪大者，白虎加人参汤主之。为什么不用白虎汤而用白虎加人参汤？一则因其脉洪大，《伤寒论》中白虎汤证几条，或不出脉，或说其脉浮滑或滑，独于白虎加人参汤证提示“脉洪大”，可见白虎汤证纯属实热；白虎汤人参汤证，既有实热的一面，又有气虚之征兆。二则还应有恶寒一症，168条“时时恶风”，169条“背微恶寒者”，都用白虎加人参汤证，可为旁证。正因为还有恶寒一症，故与前条桂枝汤证紧连在一起以作鉴别，这里都要从无字处着眼了。所以我主张学习《伤寒论》要学习白文，而且不要颠倒原文顺序。

《金匮》不出方的一条，既感暑邪，又挟湿邪（身重而疼痛），而气虚症状又非常突出（其脉弦细芤迟，小便已洒洒然毛耸，手足逆冷，小有劳，身即热），故东垣清暑益气汤一方是以生脉散加芪、术、升、葛等以适应之，看似杂乱，实有章法，可补仲景之不足。

一物瓜蒂汤证明确指示夏月伤冷水，其为挟有湿邪可知。后世宣气化湿，芳香化湿，利水渗湿等方，其周密稳妥而有效，远较仲景方为胜。值得注意的是，《金匮》论述暍病虽仅三条，但把暑月常见病症的病因病机：①暑热；②暑湿；③气虚，完全概括起来了。可见中医的理论从《内经》、《伤寒杂病论》以来，一脉相承，自成一体。从根本上说来，迄今还没有什么改变。对待它的态度，既不能故步自封，也不能揠苗助长。

读医书要从有字处着眼

读书当然要从有字处着眼，也有人说，读《伤寒论》要从无字处着眼。我曾表示赞同，现在以为有片面性。读《伤寒论》（也包括其它医书），应当将两者结合起来，但是先要从有字处着眼。所谓从有字处着眼，是说读《伤寒论》要读得精，读得细，一句、一字不得放过，要研究其一个所以然。举两个例说明：其一，如177条："伤寒脉结代，心动悸，炙甘草汤主之。"炙甘草汤多用于杂病，为什么《伤寒论》出此证此方，且明确冠以"伤寒"两字？过去我只好用伤寒兼症来解释。近年来看到一些心肌炎病人，初起出现太阳病一般症状，如头痛、发热、恶寒等等，其后就见脉结代，心动悸，对这一条条文才有进一步的领会。《伤寒论》中的炙甘草汤证，其病原属伤寒（外感病），故于条文之首冠以伤寒两字。"脉结代、心动悸"是其主症而不是兼证。其证可能属表里兼见，但里证急者，先当救里(《伤寒论》有这个规律)，故用炙甘草汤。我这样说；并不是把炙甘草汤证与心肌炎来一个对号入座，心肌炎并不都可用炙甘草汤。如《临证指南》温热门有陈妪初诊医案:“热入膻中，夜烦无寐，心悸证，舌绛而干，不嗜汤饮，乃营中之热，治在手经”，可能也是心肌炎，而用犀角、鲜生地、黑玄参、连翘、石菖蒲、炒远志。案中“心悸证”是一个主症。叶天士都把它看作属于温热一类的病。温热门中还有张案:“营络热、心震动”，用复脉汤去姜、桂、参，加白芍。张仲景或叶天士已从辨证中认识到心肌炎的实质，而且都认识到属于伤寒或温病（外感病）范围，这是难能可贵的。其二，《伤寒论》小青龙汤方后有一段加减法:“若渴，去半夏，加栝蒌根三两”、“若微利，去麻黄，加荛花，如一鸡子，熬令赤色”、“若噎者，去麻黄，加附子一枚，炮”“若小便不利，少腹满者，去麻黄，加茯苓四两”、“若喘，去麻黄加杏仁半升，去皮尖”。荛花不治利，麻黄主喘，今此语反之，疑非仲景意。有谓此加减法是后人所加，是否如此，有待考证。但这一段加减法，乍一看很怪，细看之都有至理。可怪之一，是小青龙汤中的麻黄，一般都认为是主药，而方后加减法中，却动辄去之；可怪之二，荛花是一味峻泻药，症见微利，反用荛花，真令人大惑不解，所以后人疑非仲景意。林亿毕竟高明，在校正文中说:“小青龙汤大要治水。又按《本草》，荛花下十二水，若水去，利则止也。又按《千金》形肿者，应内麻黄，乃内杏仁，以麻黄发其阳故也。以此证之，岂非仲景意也。”高明在什么地方？试加以分析：先讲为什么动辄去麻黄？麻黄之为用：一为发汗，二为定喘，三为利水。但反过来说，发汗、定喘、利水，并非只有麻黄可用。而麻黄之弊，则在发越阳气，临床应用麻黄时当权衡利弊，决定其取舍。小青龙汤证明确指出“心下有水气”，故是治水之方，方中细辛、干姜、五味子、半夏四药是核心。小青龙汤一方是复方性质，八味药是一群，共起协同和制约作用，麻黄一药在方中并不占绝对主导地位，与麻黄汤组成的意义有所不同。大便下利，小便不利，水在下也，“其在下者引而竭之”，故去麻黄或加荛花，或加茯苓；噎者，阳虚也，故去麻黄加附子；喘者，当然首先考虑要用麻黄，今不用麻黄而用杏仁，其理已见林亿所说，其证必另有阳气上越之兆可见，这就要从无字处着眼了。若以为表不解，则桂枝、芍药足胜解表之任。也不一定用麻黄。叶天士用小青龙汤，往往去麻黄，浅看之，似背仲景之意；细审之，却深得仲景之意。再讲讲微利用荛花之理，水气内积之下利必不快畅，十枣汤证、甘遂半夏汤证都是这样。证见微利要注意一个“微”字，微利者，利不畅也。较正文中单用一个“利”字，更见细致。林亿所说：“小青龙汤大要治水”一语，是小青龙汤的确释，胜似后来注家千言万语，其高明处就是“从有字处着眼”得来。

从无字处着眼，说明读书要善于举一反三，原属无可厚非，但把它无限扩大，随心所欲来作解释，这就近于谬误。历来注释《伤寒论》者即有这种情况，不能说它完全没有价值，但这已不是张仲景的《伤寒论》了。

当归四逆汤、去桂加白术汤两方析疑

读叶显纯同志《对姜枣配合应用的探讨》一文（见《上海中医药杂志》1981 年第 10 期），以为所论甚善，因而想到《伤寒论》方当归四逆汤似脱落生姜一味，其理由如下：

推敲当归四逆汤方意，属桂枝汤所衍化，以桂枝汤加当归、细辛、通草治血虚而手足厥寒，脉细欲绝，很可理解。但桂枝汤原方有姜枣，而本方则有枣无姜。证属虚寒，原可用姜，为什么不用？很难说出道理。更怪的是《伤寒论》接着说："若其人内有久寒者，宜当归四逆加吴茱萸生姜汤主之。"该方方中生姜用量特重，至半斤之多。要么不用，一用就用重剂量，确有些"怪"。

然而，从"怪"一点上正可以看出当归四逆汤原方应有生姜。原来《伤寒论》中所谓加味方，有的其实只是在原方中某一药味加重其用量，如桂枝加桂汤中的桂枝，新加汤中的芍药、生姜，桂枝加芍药汤中的芍药，即是。当归四逆汤加吴茱萸生姜汤，亦同此例，原方原有生姜，因加重其用量(《伤寒论》方生姜常规用量是三两，今用至半斤)，故称之为"加"。《伤寒论》历经传抄，有的传抄者可能不明此例，自作聪明，以为当归四逆汤用生姜称为"加"，则原方无姜，不问可知，遂于原方中删去了它，其误即在于此。

又按：《伤寒论》方中生姜常规用量为三两，大枣为十二枚。今当归四逆加吴茱萸生姜汤生姜用至五两，故大枣亦相应加至二十五枚。传抄后，又不明此理，于当归四逆汤原方大枣用量也改为"二十五枚，擘，一法十二枚，"两可其辞，这些都可看得出原文经过删改的蛛丝马迹。

再进一步分析，仲景用姜枣作为调和脾胃或调和营卫之辅佐药，虽有常规用量（生姜三两，大枣十二枚），但根据具体情况，有的用姜偏重，有的用枣偏重，也有的确是单用枣而不用姜。

用姜偏重的方，如新加汤、黄芪桂枝五物汤，其证都属偏寒，重用生姜，可知意在散寒。据此，亦可知当归四逆汤不该去姜，若内有久寒还应加重其用量（近人以此方治冻疮，亦合用姜）。

用枣偏重的仅炙甘草汤一方，此则为滋养阴血而重用，其意不仅仅是在调和脾胃或调和营卫。

单用枣而不用生姜的方是半夏泻心汤、甘草泻心汤、黄连汤、麦门冬汤。从前三方中可以看出一个规律，方中已有干姜的一般可以不再用生姜，如仍有生姜，则是还需它来行水和胃，生姜泻心汤即是。至于麦门冬汤有调理脾胃之作用，而方中亦单用枣而不用姜，此因有火逆上气，咽喉不利之证，故避姜而不用，这是符合临床实际应用的，后世叶天士使用小建中汤，也往往减去姜。

《伤寒论》方去桂（桂枝附子汤去桂）加白术汤也是有疑点，疑点在于白术一药偏于温燥，实大便，利小便。去桂加术汤证大便硬（坚），小便自利，而用白术，殊难索解。程门雪先生认为大便坚当作大便溏，其说曰："小便不利，为膀胱气化不宣，桂枝通阳化气，故治小便不利"。今小便自利，去桂当也。惟加白术以治大便坚，则期期以为不可。夫大便坚者，津燥便硬也。旧说谓加白术以滋大便之干，是白术为润药矣。白术性质为燥为润，初学医者，类能道之，不必强为之辨。即使白术能滋燥生津，而方中之附子，又将何辞以释耶？既属伤寒风湿之病，又有不渴之症，浮虚之脉，明系阳虚寒湿之体，故首方用桂枝附子，转方去桂而不去附者，体未变也，何以忽见津燥便硬？小便不利者，津未干也，何以大便忽坚？既见津燥便坚，何以更用白术附子？自相矛盾，莫此为甚。实则大便坚当作大便溏。小便自利，大便溏薄，皆属脾阳不足、肾阳不足之见象。附子益火，白术温土，正系便溏小便利，脾肾阳虚之治，方证适合，舒氏注伤寒，亦已言之，盖先得我心者也。

历来注家则多以桂枝附子汤重在祛风逐湿，适宜于风邪偏胜；去桂加白术汤，重在逐湿祛寒，适宜于湿邪偏胜，为释，此在理论上固属可以这样说，于实际应用上却杆格难通。因为如果真的大便坚硬，白术实在难以用得下去。

我则以为问题在于大便硬（坚）不能作为“大便坚硬”来解释，只能理解为“大便成形”，是指服桂枝附子汤后而言。在其未服之前，大便反快，小便不利，原属湿痹本证。服桂枝附子汤后大便成形，小便自利，说明阳虚渐复，同时身体疼烦等证当也有所减轻，但并没有完全好。风气虽去，湿犹未尽，故把附子、生姜、甘草等用量减少一半（去桂加白术汤用量，《伤寒论》与《金匮》有异，以《金匮》方为合理），并去桂枝之散风，加白术以除湿。去桂加白术汤是桂枝附子汤退一步法，与其释为风邪偏胜与湿邪偏胜，不如释为见证一重一轻，较为圆满。

治体与治病

得了病，理当治病，这是不言而喻的事。而治体，却往往被忽视。我现在要强调一下治体，因为在临床上确有某些内伤杂病，辨病论治也好，辨证论治也好，就是治不好。而一着眼于整体，从改善病人的体质入手，或温其阳，或补其阴，或益其气，或养其血；对其病的一方面，有咳嗽，可不用与治咳有关的药；有吐血，也不用一味理血之药……看似药不对症，不着边际，却收到满意的效果。这就是治体。这个道理是“谨察阴阳所在而调之，以平为期。”也可以说是“治病必求于本”。所谓“本”，原意就是指阴阳的失调。

强调治体，叶天士给我们作出了很好的范例，《临证指南医案》中不少案例有这个精神，摘录其两则如下：

金　肾虚气攻于背，肝虚热触于心，都是精血内夺，神魂不主依附，此重镇以理其怯，填补以实其下，血肉有情，皆充养身中形质，即治病法程矣（方略）。

某　阴阳二气不振……兹当春升夏令，里虚藏聚未固，升泄主令，必加烦倦。……是当以益气为主，通摄下焦兼之……非治病也，乃论体耳（方略）。

受叶氏启发，我在下面两种情况下，经常考虑治体不治病。

一种是“百脉一宗悉致其病”之病，即所谓百合病。其表现千奇百怪，并不完全象《金匮》所描述的那样。这种病人全身查不出什么病，即所谓身形如和；但又确属全身是病，病人诉述繁多，用药很难下手，有时用药下去，正象张石顽医案所描述的百合病那样，“每用一药，辄增一病”。其实，这种病是阴阳俱不足，只可治其体，不能治其病，治其病是治不胜治的。这种病不但不可攻，而且很难补，因为“阴阳俱不足，补阳则阴竭，泻阴则阳脱”。“如是者可将以甘药，不可饮以至剂”。所谓“至剂”，大补药也是至剂，也不宜用，只可用甘平之药调理其阴阳。所以《金匮》在百合病中提出“见于阴者，以阳法救之；见于阳者以阴法救之”的治疗原则。我的经验，见于阴者的具体用方属甘麦大枣所主；见于阳者，则属百合地黄汤所主。小麦、甘草、大枣、百合、地黄性味都属甘平，即《内经》所谓“甘药”，只是甘麦大枣略偏于温，百合地黄略偏于凉而已。在临床上这两方还可以合用。曾治一妇女，年五十余，患思想不能集中，凡事随过即忘，夜多恶梦，耳鸣不已，嗅觉丧失，视不辨形，食不知味，而有关神经科各种检查都正常。病历年所，中西诸药不应，脉象弦细，舌色偏红，血压正常。初用甘草大枣加滋阴养血之药，七剂后头面诸窍偶有清明之时。其后改用益气、疏肝之法，不应。遂用百合、生地、代赭石、益元散，怀小麦，炙甘草、阿胶、川连、白芍、鸡子黄等药，这张处方不但把百合地黄汤与甘麦大枣汤合并使用，而且把百合滑石代赭石汤、百合鸡子汤也用上，还参入黄连阿胶汤。服后开始见效，诸症减轻。以后续用原方加减，先睡眠得安，感觉改善，精神较能集中，到能写信，能出外活动，能回忆往事。但一度从感觉迟钝转为兴奋，语言滔滔不绝，以至声音嘶哑，坚守凉法不变。调治数月，诸症全部消失，停药而愈。

另一种情况是久病痼疾，百孔千疮，用药难以面面顾到。叶天士所谓“缕治非宜”，只可治其体，正足而邪自去。曾在某医院会诊一肾病综合征病人，全身浮肿，用西药后浮肿已稍减退，但极度疲乏，纳食不馨，小便清长，大便自利，日二行，时有畏寒，脉沉细弦，舌色面色俱淡白无华，24 小时尿蛋白为 7.26 克。论其当前症状，并不十分严重，但脾虚体质很突出。该院会诊目的是为了解决蛋白尿的问题，而用中药降低尿蛋白，书上无此记载，我也没有这个经验，乃治其体，不治其病，患者饮食减少，大便自利，全身浮肿，脾虚可证。脾虚则既不能散精，又不能敛精，水谷精微不能敷布全身，随小便而去，故全身疲乏无力。尿多蛋白，所谓脾虚不能敛精是也。遂试用健脾益气升阳之法，以参苓白术散为基础，加入黄芪、升麻、柴胡、葛根，处方用意是健脾以充化源，升阳以助散精为主，使谷气不致下流，精能散则自能敛。服后果得满意效果，浮肿日渐消退，尿蛋白日渐下降，两月后痊愈出院时，24 小时尿蛋白降至 0. 84 克。出院后几经复查，尿蛋白保持在正常范围。

治体，是治整体，但并不是对局部的疾病可一点不加以注意。实际是虽云治体，而治病亦在其中。也不是所有的病，都要以治体为主。例如有些慢性病患者，尽管久病身体必虚，假如新得了感冒，当然只要治其新感，只须以治病为主了。

谈“热病重舌、杂病重脉”

在中医诊断上，热病重舌，杂病重脉，这话有一定道理。因为热病过程较短，变化却很快，在舌苔上能够及时得到反映。例如邪热从卫分转入气分，舌苔由白变黄；入营，其舌必绛；腻苔渐化，表示湿热之邪将退；剥舌逐渐生苔，表示胃气津液来复，等等。在热病过程中，病情的进退，进一境即转一象、退一步亦转一象，在舌象上都看得到变化。脉象虽然也有变化，但不如舌象反映之及时。且诊脉又有“指下难明，”之时，不如舌象之客观。所以说，观舌质可验其正之阴阳虚实，察舌苔即知其邪之寒热浅深，再看其润燥，以验津液之盈亏。看舌苔这门学问，本来是从看热病上积累经验发展起来的。叶天士的讲舌苔，内容之丰富，观察之精细，远远胜过张仲景。但必须指出，诊断热病，重在察舌，并不是说诊脉不重要。诊脉重要之处，是在决死生，断预后，无论热病杂病，概不例外。以热病来说，阳明病重症，脉弦者生，脉涩者死，生死之间，在于脉之弦与涩；有少阴病征象，一见脉沉，便当急温，急温之指标，就凭之于脉象。这些，都是有指导临床意义的。叶天士《温热论》论脉之处极少，但论到之处，却极精细。如热病大汗之后，症见肤冷（热退），《温热论》指出："但诊其脉若虚软和缓，虽倦卧不语，汗出肤冷，却非脱症；若脉急疾，躁扰不卧，肤冷汗出，便为气脱之症矣。"对汗解后之身倦神疲，与突转虚脱之鉴别，其重点就在于脉。可见在关键时刻，诊脉比察舌重要。

诊断杂病，诊脉固然重于察舌，但气虚、阳虚的患者，舌质多见淡胖；阴虚火旺的患者，舌质多见干绛；蓄血于内，舌上可见瘀点；痰湿内蕴，舌苔多见厚腻，都为人所共喻，可见察舌对诊断杂病，还是一个重要的依据。舌苔为胃气所生，胃有生气而邪入之，其苔即长厚，所以与消化道有关的杂病，更能从舌苔上反映出来。《金匮要略》在腹满篇中说："病者腹满，按之不痛为虚，痛者为实，可下之。舌黄未下者，下之黄自去。"此外鉴别腹满之虚实，就可以证与舌为依据。《金匮》还在黄疸篇中提出舌痿黄，瘀血篇中提出舌青，等等，可见张仲景看杂病，未尝不察舌也。

我治眩晕病，喜用益气升阳法，效亦尚佳。最近治一眩晕病人，女性，年 31 岁，自幼有眩晕病史，平时头晕、头胀、耳鸣，眩晕发作时，头痛如裂，呕吐清水，甚则昏厥，二十多年来，每周发作一二次，未曾间断，历治不愈。诊脉弦细无力，舌淡，边有齿印，乏力，畏寒、以为符合清阳不升之见证，用益气聪明汤加减，不应。三诊时改用炙甘草汤加当归、芍药，川芎，其效明显。七剂以后，精神好转，十四剂后诸证消失，眩晕停止发作，脉亦转为微弦微滑之平脉，收到近期效果。本案例所以改用炙甘草汤，就是细察其舌，色淡之外，还有干而不荣之象，因此根据《温热论》中“舌若淡红无色，或干而色不荣者，乃是胃津伤而气无化液也。当用炙甘草汤，不可用寒凉药”之论述，投以此方，果收良效。而且见此舌者，叶天士早已指出不可用寒凉药，前此用益气聪明汤不应者，因方中虽有参芪补气之功，却有不少凉药，犯寒凉药之禁忌，宜其无效。此案例乃气血两亏之候，当以甘药调之。炙甘草汤以甘药为主，阳药阴药并用，补气以化液，正为合拍。治其体不治其病，眩晕病不治自愈。若只见其清阳不升而作眩晕的一面，可谓未达一间。抑且泉源不足，用升阳之药，属无根之升。所谓“葛根竭胃汁，柴胡劫肝阴”，并非谰言。幸而凭察舌作出决定性诊断，及时纠正了前方之失。此眩晕病历久不愈，肝肾之虚，当已有人考虑过：补肝肾之药，十有八九当已用过，所以亦无效者，这是因为欲泉源之足者，又有赖于阳气之敷布，徒补肝肾之阴，亦属无益耳。

脉舌都有真假。脉有真假，前人早已提出。舌苔，一般认为客观易辨，不知亦有真假。染苔之为假苔，固不必论；有地之黄（苔），真苔也；无地之黄（苔），假苔也；干红之舌，真热也；嫩红之舌，假热也。证属虚寒而见红舌，在临床上并不少见。王旭高有一医案：“但寒不热，便溏脉细，肢体面目俱浮，悉属阳虚见象。惟舌红无苔，此（似）属阴伤之候，但口不干渴，乃君火之色外露。治当引火归元。”案中一派阳虚之象，独舌红无苔，王旭高说是“君火之色外露”，我以为可以用“寒极反兼胜已之化”来作解释，与刘河间“热极反兼胜已之化”正好对勘。所以这种红舌在用了温补药之后，舌色反而会逐渐转淡，呈现出虚寒之本质。

脉、舌，证一定要合参，无论诊断热病或杂病都是一样。如果不辨真假，或只强调其一端，都会差之毫厘，失以千里，造成诊断上的错误。

谈救阴与通阳

叶天士“救阴不在补血而在养津与测汗，通阳不在温而在利小便”两语见于《温证论治》，其文看似浅显，其义实甚深刻。上句，王孟英《温热经纬》谓，于“血”。“津”上加“补”“养”二字，已属蛇足；于“汗”上加“测”字，则更与“救”字气不相贯，于是改为“救阴不在血而在津与汗”。其实“补”“养”二字并非蛇足，汗上着一“测”字，正如章虚谷所说：“测汗者，测之以审津液之存亡，气机之通塞也。”王孟英一改，反而晦涩费解。

叶氏此话，因论及湿邪化热而言。治湿不利小便，非其治也，故须通阳；湿邪已经化热，则伤阴，故须救阴。这是叶氏的第一层意思。救阴之法，首先考虑的当然是养津。但在叶天士的时代，养津之法往往与补血之法相混。在此之前，朱丹溪之所谓养阴，从其用药多数是补血来看，可见金元之际对于“阴”的概念，实际包括津与血。津血虽属同源，但源虽同而流实异，补血与养津，治法毕竟不同，王孟英释为“救阴须用充液之药，以血非易生之物，而汗需津液以化也。”此释极是。但要补充一句，岂止因血非易生之物，才不宜用补血之药，还因血药滋腻难散，有碍于邪，反于热病不利。故叶氏下文接着说：“较之杂证，则有不同也。”热病有外邪，杂证无外邪也。叶氏惟恐一提救阴，便用补血之药，故特别提出救阴不在补血而在养津。但阴之得救与不得救，津之得回与不得回，于何测之？测之于汗（当然还可察之于舌）。“汗出溱溱，是谓津”，用养津之药后，皮肤从干燥转为潮润，往往是津回之征（西医输液后亦可出现这种情况）。这是第二层的意思。通阳之药，不离于温（如桂枝），故通阳又往往与温阳相混。然通阳自通阳，温阳自温阳，两者虽有联系，但不能等同。阳气之得通与不得通，主要测之于小便之利与不利；阳气之得温与不得温，主要测之于四肢厥逆之得回与不回。以《伤寒论》方论之、五苓散、苓桂术甘，用于通阳之方也；四逆汤，用于温阳之方也；真武汤，用于温阳而兼通阳之方也。所谓“通阳不在温而在利小便”，是说虽用温药，其意不在于温阳而在于利小便。这是第三层意思。

再进一步分析，所谓救阴者，保护津液也，用于热病劫津伤阴之候，用药重点在于甘凉濡润，进一步则用咸寒增液。但反过来，见到劫津伤阴之候，并不就可单独用滋阴之法。邪火尚盛者，就须滋、清同用，以撤热保津，这是容易理解的。阳明腑实而阴伤者，急下即所以存阴（温病学说在这种情况下，用增液承气汤更较大承气为稳妥）；齿若光燥如石者，津液可谓伤矣。但如证见无汗、恶寒、叶氏提出辛凉泄卫透汗为要。此与仲景之用大青龙汤，有异曲同工之妙。汗、下，都会伤津液，津已伤者，仲景还用汗下之法，天士亦用之，似乎不可理解，却正是高人一着之处。因为邪不去，津液将更伤。为祛邪而用汗下，虽然一时伤津液，只要看得准，达到祛邪的目的，邪去而正自复，反可以保津液。这是事物的辨证法。所以《伤寒论》58 条说："凡病若发汗、若吐、若下、若亡血、亡津液，阴阳自和者，必自愈。"阴阳自和者，邪去正复也。

上面说的要看得准，怎样才算看得准，就是要"伏其所主而先其所因。"表不解，汗不透，热不彻而致津伤者，汗不透是主，是因，辛凉泄卫透汗是伏其所主；但如素体阴亏而无作汗之资者，则津伤是主，又急宜养津，但须选择轻清之品。阳明热结而致津伤者，热结是主，是因，下其热结即是伏其所主；但如肠液干燥而致便秘者，虽多少也有热结之象，液燥却是其主，止宜用"增液"，不宜用"承气"。《伤寒论》桂枝加附子汤证虽有津伤之象但不忌温药，因此证卫阳不固，漏汗不止是其所主，振其卫阳则漏汗止，漏汗止，则流节而津自复，这就是伏其所主的结果。

救阴与通阳又是互有联系的。汗出溱溱固由于津液之来复，还有赖于阳气之能化液作汗；小便之得利，固由于阳气之得通，也表示化源之充足。津之与气，未尝相离，汗之得出，小便之得利，也往往同时并见，这就是阴阳自和的表现。津为阴，气为阳也。联系到《伤寒论》在 58 条之后，紧接 59 条："大下之后，复发汗，小便不利者，亡津液故也；勿治之，得小便利，必自愈。"这段话，也须活看。大下复发汗之后，如有其它变证，自属误治；如仅见小便不利，则属邪退而正未复，一时性的亡津液。所谓“勿治之”，是指不得再施汗下，若论治法，则既要养津，又要通阳，其意自在言外。只有这样：才能得小便利，而小便利，则为阴阳自和的表现，故必自愈，此正与58条相呼应。但救阴与通阳并用分寸是颇难掌握的。凉润不当，留湿反成蒙蔽；通之太过，则又助热伤阴。所以叶氏说：“热病救阴犹易，通阳最难。”温病中以湿温为难治，就难在这里。